NOTICE MÉDICALE

SUR LES

EAUX THERMALES D'EMS

PAR A. J. G. DOERING,

DOCTEUR EN MÉDECINE ET MÉDECIN AUX EAUX D'EMS.

Extraite de la seconde édition allemande d'une monographie de ces eaux, publiée en 1844 par le même médecin, sous le titre : *Ems mit seinen natürlich-warmen Heilquellen. Zweite ganz umgearbeitete Auflage,*

TRADUITE

PAR F. J. GOETTELMANN,

Professeur à Hombourg.

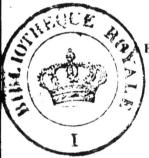

———

STRASBOURG,

IMPRIMERIE DE G. SILBERMANN, PLACE SAINT-THOMAS, 3.

1845.

1846

NOTICE MÉDICALE

SUR LES

EAUX THERMALES D'EMS.

————◁●▷————

> Lorsqu'on prend toutes les précautions convenables, les eaux minérales deviennent une ressource très-précieuse pour l'art de guérir, et c'est à tort que certaines personnes voudraient en discréditer l'emploi ; car si elles ne sont point un remède infaillible dans tous les cas, elles consolent du moins ceux qui en usent, et arrêtent pour quelque temps la marche des maladies chroniques.
>
> ALIBERT.

EFFETS GÉNÉRAUX DES EAUX.

Le bicarbonate de soude formant la partie constituante principale des eaux d'Ems, c'est à lui qu'il faut attribuer les principaux effets que celles-ci produisent. Dès qu'il est arrivé dans l'estomac, son premier effet est de neutraliser les acides qu'il y rencontre, de calmer la sensibilité trop élevée des nerfs gastriques et d'activer l'absorption ; mais son effet principal ne s'opère qu'après son passage dans le sang ; il diminue la force plastique de celui-ci et semble diriger principalement son action dissolvante sur la fibrine et sur l'albumine, car non-seulement il diminue la tendance qu'ont ces deux matières à se coaguler et les tient en état de dissolution, mais il

1

dissout même de nouveau les dépôts qui en ont déjà eu lieu et les ramène, sous forme liquide, dans la masse du sang ; par là s'expliquent ses effets si avantageusement connus dans les engorgements de divers organes, tels que le foie, les poumons, la matrice, les glandes lympha-tiques, les membranes muqueuses, etc. Dans tous les organes sécrétoires et excrétoires, il augmente la force particulière à chacun, de tirer du sang les éléments de certaines substances qu'ils sont destinés par la nature à sécréter et à excréter, substances qui sont principalement dans les reins l'urée et l'acide urique, avec lequel il forme des sels faciles à dissoudre et dont il diminue ou fait même tout à fait cesser le précipité qui s'en faisait dans les or-ganes urinaires. Ce sont aussi les reins qui éliminent de nouveau du sang l'excès de soude qui s'y trouve, éli-mination qui est constatée par les qualités alcalines de l'urine ; mais c'est principalement dans la métamorphose de tout le système nerveux que la soude manifeste sa vertu dissolvante et altérante, en favorisant et en pro-voquant l'excrétion de la substance nerveuse, composée presque exclusivement d'albumine qui n'est plus apte à servir aux fonctions vitales, et en la transformant en urée. Enfin la soude, en qualité de partie constituante de tout corps animal, forme avec celui-ci une combinaison organique et peut être considérée en quelque sorte comme une substance nutritive qui, attirée par affinité, est in-corporée à l'organisme en qualité de partie intégrante.

La partie constituante de nos eaux thermales qui, sous le rapport de la quantité, approche le plus de celle dont nous venons de parler, c'est le sel de cuisine (muriate de soude) ; sur deux parties de bicarbonate de soude il s'y trouve une partie de muriate de soude ; cette dernière substance, en stimulant le tissu des membranes muqueuses, a pour premier effet d'augmenter la sécrétion de tous les sucs nécessaires à la digestion, tels que la salive, le suc gastrique, celui des intestins, etc. Les nerfs du canal intestinal ayant été excités par ce sel, il en résulte dans cette partie une contraction musculaire plus forte, c'est-à-dire, un renforcement du mouvement péristaltique ; après avoir été absorbé par les organes absorbants, il favorise dans le sang le changement de matière par son influence sur les globules du sang. En général le système vasculaire est porté par lui à une plus grande sécrétion de parties aqueuses, opération qui l'évacue et le prépare à une absorption plus grande. Par cet acte, le canal intestinal est vidé, et le besoin de remplacer les matières absorbées se fait sentir par une augmentation d'appétit et de soif. Il faut donc reconnaitre le sel de cuisine comme un moyen digestif, mais il opère ses effets excellents sans donner lieu à des irritations inflammatoires : au contraire, on peut prétendre qu'il agit d'une manière opposée ; c'est pour cela qu'il est très-salutaire dans la lenteur et la faiblesse des fonctions digestives, affections propres aux personnes débiles, irritables et sujettes à des irritations inflammatoires du canal intestinal.

Parmi les autres substances et sels contenus dans les eaux thermales d'Ems, quelques-uns sont dans une proportion si faible avec les deux substances précédentes,

qu'on est forcé d'admettre que leurs effets médicamenteux sont dans la même proportion presque impercep-
tible ; non que ces substances qui se trouvent dans nos
eaux, n'y manifestent absolument aucun effet médicamenteux, il est au contraire de fait qu'elles exercent
toujours une influence modifiante sur les effets que produisent les parties constituantes principales, mais leurs
effets disparaissent presque devant ceux de ces mêmes
parties constituantes principales et s'y perdent pour ainsi
dire. Du moins l'observation ne nous a fait reconnaître
jusqu'ici aucun effet que nous puissions attribuer à ces
substances, qui sont contenues dans nos eaux dans une
si faible proportion.

Si, en général, il n'est pas indifférent dans la thérapeutique quel côté ou quelle partie du corps soit soumise
à l'influence d'un médicament, ce sujet mérite une attention encore plus particulière quand il s'agit de l'emploi
d'une eau minérale ; car il existe une grande différence
entre les effets d'une eau minérale employée extérieurement, sous forme de bains, et entre ceux qu'elle produit
prise intérieurement, sous forme de boisson ; c'est pourquoi une eau, d'ailleurs tout appropriée et convenable
à un cas de maladie donné, peut, par un emploi impropre,
devenir très-nuisible, au lieu de devenir utile. Dans les
bains ce sont les propriétés physiques générales de l'eau
et de la température qui exercent une influence prépondérante, pendant que les effets produits par les substances chimiques s'y effacent et sont presque nuls, en
comparaison des effets physiques. Au contraire, dans

l'emploi d'une eau minérale sous forme de boisson, l'inverse a lieu ; ici ce sont principalement les éléments chimiques de l'eau qui en déterminent les effets ; mais ceux-ci sont essentiellement modifiés par la méthode de son emploi, la température, la quantité et par diverses autres circonstances.

Si l'on emploie donc l'eau d'Ems en forme de boisson, dans les cas appropriés et d'une manière convenable à la nature de la maladie et à la constitution du malade, elle se digère promptement et facilement ; elle passe vite de l'estomac dans le système général de la circulation. Cependant son premier effet sera différent suivant qu'on a recours à une source plus chaude ou plus froide, plus riche ou plus pauvre en acide carbonique, ou suivant qu'on la prend toute pure ou coupée avec du lait ou du petit-lait. Si dans l'espace d'une heure ou d'une heure et demie, on prend deux à six verres de la contenance de six à huit onces chacun (dose ordinaire d'Ems) à une source tiède ou refroidie, on ne remarquera aucun effet sensible, à moins qu'on ne considère comme tel un sentiment de chaleur un peu élevée à l'estomac. Si, au contraire, on emploie une source plus chaude, approchant de la chaleur naturelle du sang ou la surpassant même, il s'étend de l'estomac sur tout le corps un sentiment de chaleur plus forte, le pouls s'élève, devient plus plein, un peu plus fréquent, la respiration plus accélérée, et la peau développe une plus grande activité. En général, l'eau est si vite absorbée qu'à peine il en pénètre une faible partie jusque dans l'intestin grêle ; quelquefois on

observe même, surtout chez les personnes très-impres-
sionnables et dans les premiers jours de la cure, un petit
gonflement à l'épigastre, accompagné d'un sentiment de
replétion ; on sent des vertiges et la tête se trouve affectée;
ces symptômes sont la suite de l'impression inaccoutumée
produite par la chaleur et plus encore par l'acide carbonique, mais ils disparaissent quand on a continué quelques
jours de prendre les eaux. Dans l'estomac lui-même c'est
le principe chimique qui joue de préférence le rôle principal ; les qualités physiques de l'eau ne remplissent qu'un
rôle secondaire ; les acides de l'estomac sont absorbés,
neutralisés ; il s'opère un changement non-seulement dans
la quantité, mais encore dans la qualité des sécrétions de
la membrane muqueuse gastrique ; et en stimulant toutes
les fonctions qui concourent à la digestion, l'eau augmente directement l'appétit. Il est incontestable que la
sécrétion des urines se fait extrêmement plus vite; l'urine
examinée quelque temps après qu'on a pris l'eau est
claire, limpide, jaunâtre ; mais si l'on examine celle qui
a été sécrétée pendant la nuit, elle est d'une teinte plus
foncée et beaucoup plus saturée. L'eau thermale exerçant
une action neutralisante sur toutes les sécrétions acides,
agit de même sur l'urine, puisque celle-ci perd peu à peu
son acidité et devient alcaline, ce dont on peut s'as-
surer par les réactifs; ce changement prouve évidemm-
ment que le bicarbonate de soude de l'eau minérale, après
avoir été absorbé, s'est mêlé au sang, et que par le
moyen de cette menstrue, il est parvenu jusqu'aux reins.
Cependant le moment où l'urine prend ordinairement le

caractère alcalin, n'arrive pas toujours à la même époque et ne saurait par conséquent être fixé d'avance avec certitude ; d'après mes observations, ce moment arrive rarement avant le quatrième jour, et généralement vers le dixième ou le douzième ; dans un cas de rhumatisme invétéré où il se consumait par jour six à douze verres de huit onces chacun, et où l'on avait pris vingt bains d'une demi-heure à trois quarts d'heure chacun, je ne remarquai qu'après vingt-cinq jours de traitement les premières traces du caractère alcalin de l'urine. Dans la suite de la cure l'urine acquiert des propriétés qui prouvent que la nature opère par cette voie des excrétions critiques matérielles ; car l'urine prend une nuance plus foncée, elle commence à devenir trouble, forme d'abord des flocons et peu après un sédiment tantôt muqueux, tantôt briqueté, et affecte assez souvent l'odorat par son odeur pénétrante. Ces éliminations vraiment critiques se présentent quelquefois pendant le traitement périodiquement et par secousses ; elles disparaissent pendant plusieurs jours et reviennent de nouveau. Ordinairement à mesure que ces excrétions matérielles ont lieu, la santé s'améliore ; cependant quelquefois elles ne se font pas remarquer du tout, et dans ce cas il faut admettre que l'urine contient une si grande quantité d'eau qu'elle suffit pour tenir en dissolution les produits salins de la sécrétion. Mais ces excrétions critiques ne se terminent pas toujours avec la clôture du traitement par les eaux thermales ; elles se prolongent au contraire quelquefois, d'une manière plus ou moins sensible, bien au delà de l'époque où le traitement a été clos ; souvent même elles ne se montrent que quelques semaines ou même quelques mois après. Au reste, la température de l'atmosphère pendant le traitement, exerce une grande influence sur la quantité et la couleur de l'urine; quand elle est élevée, l'activité de la peau est augmentée aux dépens de la sécrétion de l'urine, l'inverse a lieu quand la température atmosphérique est froide et quand l'exercice corporel est diminué.

Quant aux selles, nos sources agissent plutôt d'une manière constipante que relâchante; c'est pour cela que les personnes qui se traitent à nos eaux, se plaignent si fréquemment de n'aller pas facilement à la garde-robe. Il faut chercher l'explication de ce symptôme dans cette loi bien connue de l'antagonisme, suivant laquelle une augmentation d'activité d'un ou de plusieurs organes sécrétoires, entraîne une diminution de sécrétion dans d'autres organes analogues; c'est ce qui a lieu exactement dans l'emploi des eaux d'Ems, où une augmentation d'activité s'opère en partie dans la peau et en partie dans les organes urinaires; de plus, ordinairement l'activité des organes absorbants est élevée aux dépens des organes sécrétoires. Cependant cette disposition d'être serré se fait moins sentir dans l'emploi d'une source plus froide, comme par exemple le Krænchen ou le Fürstenbrunn; elle est plus considérable dans l'emploi du Kesselbrunn, qui est plus chaud ; par un temps frais et avec une alimentation végétale elle est moins forte, et elle l'est davantage par un temps chaud et avec un régime qui favorise la constipation.

Ce n'est que rarement que les eaux d'Ems causent des diarrhées; si celles-ci se montrent, elles prouvent en général que le remède n'est pas approprié ou que le mode de l'emploi n'est pas convenable. Les causes les plus fréquentes de cet accident sont le manque de régime, un état de l'atmosphère et de la température favorable à cette affection. Les évacuations fréquentes et liquides proviennent aussi très-souvent de la trop grande quantité d'eau qu'on a bue, surtout si on la boit à des distances trop rapprochées; dans ce cas on ne lui laisse pas le temps d'être absorbée ; elle agit alors comme un agent mécanique qui favorise l'évacuation alvine et s'en va par les selles. L'opinion presque générale, pour expliquer ces évacuations liquides, est, que le bicarbonate contenu dans l'eau, forme un sel neutre avec l'acide qu'il rencontre en quantité dans l'estomac; mais je ne suis nullement de cet avis, par la raison que la quantité de bicarbonate avalé (24 à 30 grains par jour) est trop minime pour pouvoir amener des effets purgatifs. Par contre il arrive fréquemment que dans le courant de la cure on éprouve des selles plus fréquentes, qui ont une importance critique; mais nous en parlerons plus tard.

La transpiration, comme on sait, augmente après qu'on a bu une eau chaude quelconque; il en est de même des eaux d'Ems, où la transpiration a lieu à un degré supérieur, en buvant d'une source chaude et lorsque le temps est chaud ; à un degré inférieur, en buvant d'une source froide et quand il fait frais, abstraction faite d'autres cir-

constances accessoires, telles que la diète, l'exercice modéré ou accéléré, etc.

Les effets de l'eau minérale sur les membranes muqueuses en général, qu'elles soient affectées ou non, sont
très-différents; en effet, les sécrétions en sont tantôt augmentées, tantôt diminuées, tantôt elles restent les mêmes
sous le rapport de la quantité, mais elles sont tout à fait différentes sous le rapport de la qualité. Pour ce qui concerne
le premier point, le résultat dépend principalement de l'état
d'excitation où se trouve tout l'appareil ou seulement une
partie des membranes muqueuses. Aussi avons-nous lieu
d'observer que ces excrétions changent souvent pendant
la cure chez les mêmes individus, d'après un type qu'on
ne peut pas définir, que quelquefois elles disparaissent
totalement pour revenir plus tard, et qu'elles sont tantôt
plus liquides et tantôt plus épaisses. De plus, tout le
système lymphatique et glandulaire subit son influence
d'une manière appréciable; des engorgements qui s'y
trouvent se résolvent, se liquéfient, et tout ce système
gagne une vitalité plus active. Quand on a bu les eaux
quelque temps, on sent dans le gosier une certaine sé-
cheresse, symptôme probablement analogue à la sécrétion diminuée de la membrane muqueuse intestinale,
mais qui plus souvent provient d'un excès d'injection
inflammatoire du système capillaire de la membrane muqueuse du palais et du pharynx, ce dont on peut facilement se convaincre par une simple inspection. Les excrétions périodiques des femmes en subissent aussi fréquemment des modifications dans leur marche ordinaire; tantôt

elles se présentent plus tôt, tantôt plus tard, quelquefois
même elles disparaissent totalement, tantôt la sécrétion
est augmentée ou diminuée et tantôt elle est modifiée dans
ses qualités. Dans le courant de la cure on est sujet aussi
à des altérations du sentiment général, ce qui se remarque principalement par un malaise vague et général,
par un sentiment de lassitude et par d'autres symptômes
encore, dont nous parlerons plus tard, et qui nous prouvent
qu'une métamorphose du système entier vient s'établir.

Mais si l'usage des eaux thermales est continué trop
longtemps, fût-ce même dans un cas approprié et d'une
manière convenable, il peut en résulter une constitution
du sang comparable au scorbut ; la gencive devient molle,
relâchée, elle saigne facilement, et sous l'épiderme il paraît des ecchymoses en forme de grandes taches de couleur bleuâtre. Si, au contraire, l'eau est employée dans
des cas où la guérison d'un mal général ou d'un mal local
n'est plus possible, et où par conséquent la vitalité du
sang est descendue à un degré tellement bas, que tout traitement par une eau quelconque ne fait qu'accélérer la dissolution déjà existante, alors celle-ci augmente encore
par l'action liquéfiante et dissolvante de nos eaux chaudes
alcalines, et la source, toute salutaire qu'elle est, devient
funeste.

En considérant les eaux d'Ems sous le rapport de la
totalité de leurs effets, nous trouverons qu'elles sont un
grand remède, dont l'effet général se compose des effets
particuliers des parties constituantes qu'elles renferment
et qui forment ensemble un tout spécifique. Or, la com-

position chimique de cette eau, sous le rapport de ses principales parties constituantes, peut être appelée si heureuse et si distinguée, qu'il sera difficile de citer une autre source qui puisse rivaliser avec elle; les effets de ses parties constituantes fixes sont d'un côté un peu affaiblis par l'abondance de la menstrue, qui les tient en état de dissolution; mais d'un autre côté, elles sont pénétrées d'une manière tellement spécifique, par une quantité bien proportionnée d'acide carbonique et de calorique, que les effets particuliers des substances fixes qui la composent en sont essentiellement modifiés, modification qui impreigne à l'effet total un caractère tout spécifique, et que nous ne retrouvons nulle part ailleurs.

Le premier effet de l'eau bue est une altération chimique des sucs acides gastro-entériques; si elle se bornait à cela, elle ne serait pas bien efficace, vu qu'elle ferait disparaître tout au plus un produit de la maladie, mais non pas la maladie elle-même; elle amène en même temps dans les organes digestifs un changement qui rend possible la préparation d'un chyle normal, et par là la nutrition de tout le corps peut de nouveau se faire normalement. C'est pourquoi les maladies contre lesquelles les eaux d'Ems agissent le plus efficacement, ce sont celles qui proviennent d'une nutrition viciée dans ses qualités. Les modifications qu'elles amènent dans cette dernière, ne sont pas en général accompagnées de symptômes violents de réaction; elles produisent plutôt leurs grands effets, en améliorant l'assimilation et en favorisant d'une manière tout à fait douce et presque imper-

ceptible la métamorphose substantielle qui en résulte.
On peut donc regarder les eaux d'Ems, non comme un
médicament qui diminue directement les forces vitales,
ou comme un vrai tonique, mais comme un remède qui vi-
vifie doucement les fonctions organiques, et qui altère in-
timement l'organisme en ramenant le sang à sa composition normale; si le docteur Diel, qui en a si longtemps
étudié les effets, appelle donc notre eau la douce amie de
la végétation, il a par là très-bien désigné l'effet principal de nos sources. Mais ce changement substantiel des
fluides ne suffit pas à lui seul pour produire un état normal; il faut aussi éloigner des obstacles matériels qui
entravent la vitalité dans son activité; c'est là ce qu'effectuent aussi nos eaux en dissolvant les dépôts morbides,
ainsi que les matières organiques usées qui circulent
encore dans le sang, et en les éliminant par le moyen des
organes sécrétoires et excrétoires.

Si nous jetons un coup d'œil sur les vertus et les effets
des eaux d'Ems, que nous venons de parcourir, et si partant de là nous voulons esquisser sommairement les états
morbides contre lesquels ces eaux déploient principalement leur efficacité, nous trouverons qu'elles sont appropriées dans les anomalies suivantes de la vie organique.

1° Quand la digestion se trouve dans un état si délabré
que le sang n'a plus à sa disposition un chyle complète-
ment assimilé, et où par conséquent la vitalité du sang
elle-même ne peut pas se développer normalement, ni
effectuer des productions normales, en un mot, quand la
nutrition est affaiblie et viciée;

2° Là où, par suite d'une digestion et d'une assimilation défectueuses, il existe dans les premières et les secondes voies, un acide anormal qui est le principe de beaucoup de maladies d'une forme prononcée ;

3° Là où les excrétions journalières qui se font par la peau, les reins, le foie, etc., sont défectueuses, là où par conséquent l'élimination des matières usées ne se fait que difficilement, et où celles-ci sont en partie retenues dans le corps, et enfin,

4° Là où, par suite de ces fonctions organiques anormales, il existe une inertie et un ralentissement de la circulation du sang et de la lymphe, qui occasionnent des engorgements dans le système de la veine-porte et dans celui des glandes lymphatiques, ainsi que des dépôts matériels et des congestions passives.

La seconde voie par laquelle nous introduisons l'eau thermale dans l'organisme, et par laquelle nous agissons sur lui au moyen d'elle, c'est l'extrémité inférieure du canal intestinal, où nous cherchons à faire parvenir l'eau par des injections, par des clystères ; ces derniers sont employés en général dans deux buts différents : ou pour amener l'évacuation des matières fécales qui stationnent dans le gros intestin, ou bien pour agir de ce côté-là sur le corps par des médicaments. Comme il est incontestable que l'activité absorbante de cette partie du canal intestinal égale presque, et surpasse même quelquefois celle de l'estomac et de l'intestin grêle, il s'ensuit que dans bien des cas nous pouvons nous en servir pour faire agir des remèdes de ce côté-là sur le corps, et leur frayer par là un chemin vers les fluides de l'organisme. Or, chaque lavement pénètre plus ou moins avant dans la cavité du gros intestin, même quelquefois jusqu'au cœcum ; il distend toute cette partie du canal intestinal, la rend plus souple ; la matière fécale qui y est agglomérée et dure, se ramollit, se délaye, la déjection en est préparée, le mouvement péristaltique est excité et augmenté au point que les selles s'effectuent plus ou moins facilement.

Quoique ces effets des lavements soient universellement connus, cependant on n'a pas encore assez étudié leur seconde sphère d'activité, qui consiste à introduire par leur moyen dans le corps des substances médicamenteuses ; et pourtant l'expérience nous apprend que le moyen d'agir de ce côté-là sur le corps, ne saurait, dans bien des cas, être suppléé par aucun autre, et qu'il est souvent couronné d'un succès éclatant ; j'ose même prétendre que les eaux thermales introduites par cette voie dans le corps viennent non-seulement puissamment à l'appui du reste de la cure, mais qu'elles font dans bien des cas la chose principale de tout le traitement. Cette assertion surprendra d'autant moins, qu'il est avéré que nous pouvons, par cette voie, agir directement sur les maladies des organes de la cavité du bassin. Leur emploi est principalement indiqué dans les cas où l'estomac, affecté d'une irritation inflammatoire chronique ou d'altérations organiques, ne digère que difficilement l'eau minérale, ne l'absorbe qu'en partie, ou même ne la supporte pas du tout, où celle-ci cause des cardialgies, des vomissements et des diarrhées. Il est indiqué de plus dans les états morbides qui ont leur siége primitif dans une grande lenteur et dans des congestions à la partie inférieure du système de la veine-porte, et qui finissent par former des maladies déterminées, avec leurs nuances et complications, telles que des affections nerveuses des organes de la cavité du bassin, du gros intestin, du système urinaire et de l'utérus avec ses annexes. Si, dans les lavements on emploie l'eau thermale à un ou deux degrés au-dessous de la chaleur naturelle du corps, elle agit d'abord comme un bain local avec tous les effets qui sont propres à celui-ci, et de la même manière que l'eau introduite dans l'estomac à température égale. Dans les premiers jours de leur emploi ils n'amènent en général qu'une selle ordinaire, et sortent du corps avec celle-ci; mais au bout de quelques jours le résultat en est bien différent, car il sort toujours moins de l'eau introduite, surtout si l'on cherche à combattre le besoin de la rendre; à la fin elle est totalement absorbée, et se mêle à la masse du sang pour développer par lui et dans lui ses vertus médicamenteuses. Mais si l'on prend des lavements d'une eau thermale fraîche ou tiède, les éléments chimiques de celle-ci, abstraction faite de l'effet primitif de l'acide carbonique et des sels sur la membrane muqueuse, ne sont presque d'aucune importance; ils agissent plutôt comme l'eau fraîche ou froide que nous mettons en contact avec l'estomac par la boisson, c'est-à-dire, comme une substance plus ou moins stimulante par son froid, qui excite de préférence le mouvement péristaltique du canal intestinal, et qui amène bientôt l'expulsion de l'eau avec ou sans matières fécales ; il s'ensuit naturellement que dans ces sortes de clystères l'absorption est à peu près nulle ; mais ils soustraient subitement au corps une grande quantité de calorique, ils repoussent le sang des vaisseaux capillaires du canal intestinal, et occasionnent par là des congestions dangereuses vers la poitrine et la tête. Cependant ils peuvent être employés utilement, si l'on prend les précautions nécessaires, dans les cas d'atonie des organes du bassin, dans les hémorrhagies passives du canal intestinal. Je me fais un devoir de me prononcer hautement pour l'emploi de nos eaux thermales au moyen des clystères, un grand nombre d'observations m'ayant convaincu des effets marquants et quelquefois surprenants de cette méthode.

Une troisième manière de faire agir les eaux thermales sur le corps, c'est d'y soumettre la peau extérieure. Si on les fait agir sur cet organe sous forme de bains, elles viennent efficacement à l'appui de leur emploi interne ; employées seules, elles sont déjà un puissant remède. Quand on les prend intérieurement, c'est leur composition chimique et la combinaison intime de leurs parties constituantes qui produisent les effets salutaires ; dans les bains il n'en est pas de même ; car ici les principaux effets résultent surtout des qualités physiques générales de l'eau, du stimulus que font éprouver à la peau les substances chimiques que celle-là tient en dissolution et de leur température diverse. Je ne veux pas dire par là qu'il soit indifférent de prendre un bain d'eau minérale ou d'en prendre un d'eau ordinaire ; car il est de fait que

les effets généraux des bains sont essentiellement modifiés par la composition chimique du fluide où l'on se baigne,
et que c'est précisément celle-ci qui donne à ces effets
généraux des bains une direction toute particulière et
qui leur imprime incontestablement un caractère tout
spécifique, qui dépend, je le répète, des effets fondamen-
taux des éléments chimiques du bain; il sera facile de
s'en convaincre, car si dans le cours d'un traitement par
les bains d'Ems on examine l'urine avec du papier teint
par le tournesol, on y reconnaîtra déjà après plusieurs
bains le caractère alcalin; or personne ne niera qu'il faut
attribuer celui-ci uniquement au bicarbonate de soude,
absorbé par la peau et introduit par là dans la masse du
sang. Il est incontestable aussi que le bicarbonate de
soude, mis en relation avec l'organisme, n'est pas une
substance indifférente, mais un remède puissant. Par
quelque voie qu'on ait donc introduit le bicarbonate de
soude, que ce soit par le canal intestinal ou par la peau
extérieure, ses effets médicamenteux se manifestent incontestablement de la même manière dans le corps. Si,
comme nous l'avons vu plus haut, il est dans bien des
cas indifférent par quelle voie on introduise dans l'organisme l'eau minérale avec ses substances médicamenteuses, il est cependant très-important, dans la plupart
des affections, de ne déterminer le mode d'application
qu'après un mur examen; car dans un grand nombre
de maladies l'emploi intérieur produit les effets les plus
salutaires, tandis que l'usage simultané ou exclusif des
bains aurait absolument des suites funestes. Observons,

en passant, que la communication de matières chimiques
par la peau est bien plus faible que celle qui se fait par
l'estomac ou le canal intestinal, différence qui résulte de
la structure et des fonctions différentes de ces organes.

Pour avoir un point d'appui fixe sur les effets des bains
en général, il faut avoir recours à une loi de la physique
organique. Il faut à l'homme, pour subsister, une certaine
quantité de calorique, qu'il produit d'après certaines lois,
en lui-même et par lui-même ; or cette chaleur n'est pas
égale dans toutes les parties du corps, mais on y observe
une différence de deux à trois degrés ; c'est ainsi que nous
trouvons ordinairement dans les parties du corps acces-
sibles au thermomètre, telles que la bouche, le rectum,
les aisselles, ainsi que dans l'urine récemment obtenue,
une température moyenne de 28 à 29° R. tandis qu'à
certains endroits de la peau qui sont éloignés du centre
de la circulation et qui sont sans cesse environnés d'un
milieu plus rafraîchi, on trouve une température bien
plus basse ; le sang enfin a une température de 30 à 31° R.
De plus, les degrés de température ne sont pas les mêmes
chez tous les individus, ils varient également d'un à plusieurs degrés. Mais dans la tendance continuelle des corps
à se mettre en équilibre avec le milieu ambiant, par
laquelle le corps humain tantôt perd du calorique et
tantôt en reçoit, la chaleur naturelle de chaque individu
ne suffirait pas à sa subsistance complète. C'est pour
cela qu'il produit encore sans interruption un surplus
de calorique, indispensable lui-même, si l'organisme
doit résister aux influences du monde extérieur, et s'il

doit se conserver de manière qu'il en soit indépendant jusqu'à un certain point. Or c'est ce surplus de calorique que le corps peut céder à un milieu plus froid qui l'entoure, tel que l'eau, l'air, etc., sans qu'il perde pour cela de son intégrité. Cette circonstance fait que l'homme peut vivre à tous les degrés de latitude, où il conserve continuellement sa chaleur naturelle avec de légères variations, aussi longtemps que l'activité vitale n'a pas été troublée essentiellement et profondément. A la latitude où nous nous trouvons, le corps, par la transformation d'une partie de son eau en eau gazeuse, soit au moyen de la transpiration cutanée, soit par l'évaporation des poumons, cherche à se débarrasser de son surplus de calorique, pour que celui-ci ne réagisse pas sur lui d'une manière nuisible. Mais si l'homme est exposé un certain temps à une température considérablement plus basse, il perd, outre le surplus de sa chaleur, une partie même de celle qui est absolument nécessaire à son existence normale, et par cette perte l'ensemble de la vitalité est tellement diminué et affaibli que, dans ce combat avec la nature inorganique, l'homme est vaincu et finit même par périr tout à fait. Il n'en est pas de même de la susception du calorique dans l'organisme, car la capacité de celui-ci pour le calorique est tellement restreinte qu'elle n'admet qu'une augmentation de quelques degrés dans la chaleur du sang. Or, si l'on place le corps dans un milieu d'une température plus ou moins supérieure à sa chaleur naturelle, il ne pourra perdre le surplus de chaleur destiné à le mettre en équilibre avec le monde extérieur, mais ce surplus est au contraire retenu dans le corps et agit de concert avec la chaleur du milieu où l'on est plongé, comme un agent qui excite fortement le système vasculaire et le système nerveux. L'observation nous apprend que la température du corps peut être élevée de différentes manières, soit en le mettant dans un milieu supérieur à sa chaleur spécifique et qui lui communique du calorique du dehors, soit en empêchant le surplus de sa chaleur naturelle de le quitter, soit enfin en produisant morbidement en lui-même une si grande quantité de calorique que ses fonctions organiques en sont troublées. L'effet que produit donc dans le corps ce surplus de chaleur est, d'après ce que nous avons dit, d'exciter l'organisme, et par conséquent plus elle sera intense, plus elle excitera le corps. D'après cet exposé, il est clair, que c'est principalement la chaleur spécifique et la loi de la conductibilité du calorique du corps humain qu'on doit prendre en considération dans l'emploi des bains. Si tous les hommes avaient le même degré de chaleur, il serait facile, en ordonnant des bains, de fixer à chaque malade le degré de chaleur convenable; mais la chaleur naturelle de chacun étant sujette à des variations considérables, de sorte que dans beaucoup d'individus il y a une différence de quelques degrés, il sera toujours assez difficile de fixer d'une manière précise le degré convenable des bains. Cependant pour avoir un point d'appui dans cet embarras, on a adopté une température de 28° R.; en agissant ainsi, on part du principe assez hypothétique que dans un bain de 28 degrés, le corps ne reçoit ni ne perd du calorique, d'où l'on a nommé ce degré de température le point d'indifférence. En admettant ceci, on ne saurait en faire une application générale, la chaleur naturelle de bien des individus étant très-différente, comme nous l'avons remarqué plus haut : de là, un bain pris audit degré (28° R.) sera excitant dans un cas et calmant dans d'autres. L'admission de ce point d'indifférence n'a donc dans la pratique qu'une valeur très-restreinte et pour ainsi dire nulle, et on ne l'a adopté que pour avoir un degré approximatif, quand il s'agit de prescrire la température d'un bain. La valeur de ce degré se perd encore davantage, si nous considérons qu'il faut peser dans la fixation des degrés de chaleur d'un bain, plusieurs autres circonstances qui ne sont pas sans importance, telles que la diminution successive de la température de l'eau pendant qu'on s'y trouve, la constitution du baignant en général, son âge, son sexe, la nature de son affection, la susceptibilité particulière de chacun, qui est souvent telle qu'un bain de 26° R. produit des symptômes de réaction comme un bain de 33° à 34° R. chez d'autres, et qu'un bain qui surpasse la température moyenne du sang n'impressionne presque pas le corps qui y reste dans un état d'indifférence. *Donc l'expérience seule, qui nous fait remarquer des changements de quantité et de qualité dans les fonctions vitales, soit au moment du bain, soit après, est pour nous l'unique et le seul guide dans l'ordonnance des bains; et ces changements, ces symptômes de réaction se remarquent principalement par le pouls et le sentiment général.*

Considérons d'abord les effets d'un bain d'eau ordinaire, également éloigné des degrés extrêmes de la température, après avoir jeté auparavant un coup d'œil sur la nature et les fonctions de la peau.

La peau, ce sens du toucher répandu sur toute la surface du corps, est la grande porte par laquelle entrent tous les corps pondérables et impondérables qui sont en relation continuelle avec notre corps. Cet organe est pourvu d'un appareil de nerfs en forme de filet, appelé le système nerveux périphérique, qui est en communication, partie médiate, partie immédiate, au moyen de la sympathie ou de l'antagonisme avec le cerveau, la moelle épinière et le système des nerfs abdominaux. Non-seulement la peau forme l'enveloppe de tout le corps, mais elle se replie encore vers l'intérieur, à toutes les parties où se trouvent des ouvertures, des cavités, et pénètre de cette manière, avec une structure un peu différente, dans l'intérieur de l'organisme. Or, si nous nous rappelons que la peau comme organe sécréteur et excréteur du corps, a comme tel une importance particulière, et que, pour la conservation de l'harmonie de tout le système, un certain degré d'intégrité dans ses fonctions organiques est indispensable, nous pourrons avancer avec certitude que le corps est exposé de ce côté-là, non-seulement à l'attaque des influences hostiles, mais encore que la peau elle-même est la grande voie par laquelle l'action des remèdes arrive de différentes manières au foyer du mal et y exerce sa vertu bienfaisante.

La peau, par l'entremise de ses nerfs, est donc, comme

nous venons de voir, dans une liaison partie médiate, partie immédiate, avec l'ensemble des organes intérieurs, mais surtout avec ceux de la poitrine et du bas-ventre; si un agent hostile et morbifique exerce son influence sur la peau, la vie spécifique de cet organe se change morbidement. Mais ce n'est pas assez que par là les fonctions de la peau, qui, principalement, sont transpiratoires, soient changées et quelquefois même totalement supprimées; le changement survenu au système nerveux de la peau se transmet encore, soit par sympathie, soit par antagonisme, non-seulement aux organes intérieurs, mais aussi au système capillaire, siége de la reproduction. Il s'ensuit donc que chaque état morbide de la peau engendre aussi un état morbide plus ou moins grave dans les organes intérieurs. Ce qu'on nomme communément *refroidissement*, ne provient donc pas uniquement de la suppression de la transpiration par la peau, par laquelle, outre les parties aqueuses, s'éliminent encore des matières qui ne peuvent plus servir à la vie, appelées par quelques auteurs *scories animales*, mais il provient aussi d'un changement de la vie spécifique de la peau, provoqué par le froid, dont le premier effet est une suppression ou une altération de la sécrétion cutanée. Il suit encore de cet exposé succinct de la valeur physiologique et pathogénique de la peau, que nous pouvons agir très-énergiquement sur l'organisme par des remèdes extérieurs. L'emploi des vésicatoires, des sinapismes, etc., dans les maladies aiguës et l'usage des bains dans les maladies chroniques sont fondés sur cette théorie. De ces principes il résulte donc, que les bains sont un des remèdes altérants les plus efficaces, par lesquels la vitalité spécifique qu'ils ont activée dans le système cutané, est propagée par le moyen des nerfs à tous les organes intérieurs, dont les fonctions régulières sont requises pour qu'il y ait santé parfaite.

Pour la conservation des fonctions normales de la peau qui consistent dans l'excrétion d'eau gazeuse, de matières organiques usées, d'acide carbonique, de sels d'ammoniaque et de chaux, en même temps que dans l'absorption de substances qui sont mises en contact avec elle, il faut absolument que la constitution extérieure de sa surface soit à l'état normal ; celle-ci est le produit d'une desquamation d'écailles usées, proportionnée à une reproduction d'écailles nouvelles de l'épiderme. Or les bains et les lotions exercent une double influence sur la peau ; l'eau pénètre d'abord les couches mortes de l'épiderme, mais adhérentes encore à la peau, et en favorise ainsi la desquamation, ensuite elle pénètre dans les couches plus profondes de la peau, elle augmente la circulation dans ses vaisseaux capillaires, l'échange des substances, et la rend plus souple et plus apte à remplir ses fonctions organiques. Par conséquent les bains agissent d'une manière vivifiante sur toute la surface du corps, ils augmentent la sensation et les fonctions excrétoires de la peau. Par conséquent les bains produiront de préférence des effets salutaires là où il y a des affections provenant de la suppression ou de l'altération anormale de ces excrétions, indispensables à l'intégrité du corps.

Dans ce qui précéde, nous avons eu occasion de remarquer que dans l'emploi des bains, les effets varient suivant l'élévation ou l'abaissement des degrés de la température et que leur principe thérapeutique spécifique, savoir l'effet qui dépend de l'absorption et du passage de leur contenu chimique dans le corps, n'est que subordonné à l'effet produit par la température diverse des bains.

Quelque certitude que nous ayons là-dessus en général, cependant le degré dit indifférent, qui n'est au reste qu'idéal, ne peut servir d'unique guide, lorsqu'il s'agit de déterminer le degré de chaleur convenable à chaque individu. Il faut se régler plutôt uniquement sur l'expérience et sur les effets primaires et secondaires des bains; or ceux-ci nous apprennent que dans la pratique nous n'avons réellement à faire qu'à deux sortes de bains.

1° *A ceux qui, en diminuant la chaleur organique du corps, modèrent et ralentissent toutes les fonctions vitales.*

2° *A ceux qui, en communiquant une certaine quantité de calorique à l'organisme, élévent la vitalité du corps, vivifient doucement les fonctions, ou les excitent plus ou moins fortement.*

Les bains de la première catégorie, qui sont inférieurs en température à la chaleur propre à chaque individu, et qu'on appelle ordinairement pour cela des *bains tièdes*, produisent les effets suivants: au-dessous de la chaleur du corps, ils lui soustraient non-seulement le surplus de calorique qu'il a produit, mais même une partie de sa chaleur naturelle et spécifique; de là vient un sentiment de rafraîchissement, une diminution du volume du corps, un ralentissement dans le mouvement du cœur et du pouls. la peau devient pâle, se rétrécit un peu et ses sécrétions sont restreintes, tandis que l'activité des reins, de la vessie et quelquefois celle du canal intestinal est augmentée. A mesure que l'activité des vaisseaux diminue, la végétation, la métamorphose organique se ralentit aussi ; la susceptibilité du système nerveux cutané décroît, et cet effet calmant, partant de la périphérie, se propage jusqu'aux centres nerveux, au cerveau, à la moelle épinière et au système ganglionaire du bas-ventre. Comme l'effet principal de cette espèce de bains consiste surtout dans la diminution d'une vitalité morbidement élevée, principalement dans le système vasculaire et nerveux, on peut les appeler aussi à juste titre *bains calmants, rafraîchissants*, et cela d'autant plus, que leurs effets secondaires ne se manifestent pas par des symptômes de réaction bien remarquables, si toutefois la température du bain n'a été inférieure que de quelques degrés à la chaleur naturelle du corps. Mais une légère réaction se fait pourtant sentir en général après le bain ; en effet, le corps, quelque temps après, fait des efforts pour remplacer le calorique qui lui a été enlevé et pour accélérer de nouveau le cours de son activité organique ; ces efforts se remarquent aux symptômes suivants : la circulation du sang devient plus vive, le pouls s'élève, la peau devient turgescente, sa chaleur et son activité augmentent, et toutes les sécrétions se font plus facilement : mais bientôt disparaissent de nouveau les symptômes de cette excitation modérée et passagère, et toutes les fonctions organiques rentrent dans les limites particulières à chaque individu. Nous ne ferons aucune mention des *bains froids*, vu qu'on n'en fait aucun usage à Ems. Cependant nous ferons observer que dans leur emploi la composition chimique de l'eau est presque sans importance, puisque, de même que les bains très-chauds, au lieu d'augmenter les propriétés absorbantes de la peau, ils les diminuent au contraire, et celles-ci ne sont activées que par les bains qui ont une température égale ou un peu inférieure à celle du corps.

Si au contraire on prend un bain qui est égal ou supérieur dans sa température à celle du corps, l'activité vitale sera d'autant plus excitée ou accélérée que la température du bain s'élèvera au-dessus de la chaleur particulière du corps; car par un tel bain on communique au corps une certaine quantité de calorique du dehors, outre que le surplus de calorique qu'il produit de lui-même y est retenu; le premier effet en est, une expansion plus grande du sang et une augmentation du volume du corps; les pulsations du cœur et du pouls deviennent plus fréquentes, le pouls lui-même plus plein, moins compressible, la respiration est accélérée; la peau a plus de turgescence, elle devient plus rouge, plus souple et onctueuse; le système nerveux périphérique se trouve dans un état d'excitation plus élevée, excitation qui se propage aux centres nerveux situés en arrière de ce système; cette excitation se manifeste dans les nerfs sensitifs, végétatifs et moteurs, de sorte que toutes les fonctions organiques sont stimulées par une augmentation d'innervation ; l'échange du matériel se fait d'une manière accélérée, et si l'on emploie un bain considérablement supérieur en température au sang, toutes les fonctions de la vitalité en sont plus exaltées, et même précipitées, ce qui cause des symptômes tumultueux, souvent même des inflammations d'organes intérieurs. Cela provient non pas uniquement du calorique communiqué au corps par le bain (puisque, comme nous avons vu, sa chaleur particulière peut être élevée à peine de deux degrés, malgré une élévation très-considérable de la température du milieu ambiant, tant la capacité de l'organisme pour le calorique est restreinte) ; mais cela provient plutôt de l'excitation violente que produit le calorique dans le système cutané ; aussi peut-on assimiler avec raison les effets de ces bains à ceux d'un grand sinapisme. Après un tel bain le corps cherche à se défaire du calorique qui lui a été communiqué violemment dans le bain et à descendre au niveau normal. Pour y parvenir, l'organisme a recours, comme nous avons déjà vu, à la transpiration de la peau et à l'exhalation des poumons ; le surplus de son calorique se combine avec une certaine quantité d'eau qui est réduite par cet acte partie en vapeur, partie en sueur, et il quitte le corps au moyen de ces deux véhicules ; l'activité vitale plus ou moins excitée dans tout le système, revient peu à peu dans ses limites naturelles, et est suivie généralement pour quelque temps d'un relâchement modéré, qui disparaît insensiblement pour faire place à un état normal. Or, dans ces sortes de bains, les effets qu'on observe doivent être attribués presque exclusivement à l'excitation thermale, savoir à cette influence qu'exerce sur la peau la grande élévation de la chaleur du bain, de concert avec les substances fixes et volatiles contenues dans l'eau; l'activité absorbante de la peau est diminuée au contraire plus ou moins, suivant l'élévation de la température du bain; elle est même totalement supprimée dans un bain pris aux degrés extrêmes. Suivant les différents degrés de leurs effets, les bains de cette catégorie sont appelés tantôt légèrement *vivifiants*, tantôt *incitants*, et tantôt *irritants* et *échauffants;* sous le rapport physique on les nomme bains *chauds* et *très-chauds.*

A Ems on emploie actuellement presque toujours les bains calmants ou tièdes, et les bains légèrement vivifiants ou chauds, rarement on a recours à ceux qui sont froids ou très-chauds. Mais ce n'est qu'en étudiant bien la constitution du malade et la nature de sa maladie qu'on peut déterminer laquelle de ces diverses sortes de bains est convenable, et à cet égard le médecin aux eaux est le meilleur guide. Quelque espèce de bains qu'on emploie, le but qu'on doit avoir en vue est toujours le même, et consiste à effectuer par eux, dans le corps lui-même ou dans ses fonctions, des changements tels que la vertu thérapeutique de la nature puisse surmonter des obstacles et rendre tout l'organisme apte à remplir normalement ses fonctions.

Il faut que je fasse encore mention d'une manière particulière d'employer les eaux d'Ems, savoir sous forme de *douches*, quoique celles-ci n'aient rien de commun avec le caractère thérapeutique spécifique de nos eaux thermales. Il y a principalement deux parties qu'on soumet à cette sorte de bain, savoir la peau et les parties génitales des femmes ; on fait agir sur elles, avec plus ou moins de force et de célérité, un jet d'eau d'un diamètre différent, pour changer la vitalité de ces parties ; quand on veut agir ainsi sur la peau, on se sert tantôt de l'eau thermale froide, tantôt on l'emploie chaude. Il faut avouer cependant qu'il est tout à fait indifférent d'employer à cet effet de l'eau thermale ou de l'eau ordinaire, pourvu que cette dernière ait le degré de chaleur nécessaire, puisqu'aucune absorption ne peut y avoir lieu. Or le premier effet de la douche est de faire éprouver à la partie de la peau qui y est soumise, un choc et un ébranlement dynamo-mécaniques, proportionnés au diamètre et à la force de pression de la douche ; cet ébranlement produit une forte stimulation du système périphérique nerveux, qui se propage jusqu'aux parties centrales de celui-ci, et qui donne, pour ainsi dire, une forte impulsion au fluide nerveux inerte et stagnant. La peau devient sensible et même douloureuse à l'endroit soumis à la douche, elle rougit aux environs, mais cette rougeur se montre plus tôt si l'on emploie de l'eau chaude, et plus tard si l'on se sert d'eau froide ; cette différence provient, dans le premier cas, de ce que la peau est directement stimulée par le calorique de l'eau, tandis que dans le dernier, où l'on emploie l'eau froide, la rougeur n'est que le résultat d'une réaction organique qui se fait un peu plus tard de l'intérieur vers l'extérieur. Il s'ensuit donc qu'il faut considérer les douches comme des moyens thérapeutiques plus ou moins stimulants ; ce qui est démontré d'ailleurs par l'expérience; aussi n'est-ce que sous ce rapport que la pratique en obtient des effets salutaires; mais on ne peut nullement attribuer aux douches une vertu directement calmante. D'après cet exposé, les cas où les douches peuvent être employées, sont faciles à indiquer : Elles agiront d'une manière bienfaisante là où il s'agit d'exciter l'activité vitale dans la partie qu'on y soumet, de rendre mobiles des stagnations, des dépôts avec le caractère atonique, et d'en favoriser la résorption ; ou bien dans les cas où l'on a pour but d'amener dans tout le système une réaction générale, qui parte de la périphérie. Par là on voit clairement que les douches sont sans effet salutaire, dans les affections locales d'une nature inflammatoire chronique ou aiguë, qu'elles peuvent au contraire empirer ces affections ; il est certain aussi qu'une sensibilité excessive étant le caractère principal et pour ainsi dire stéréotypé des malades qui viennent chaque année à Ems pour s'y traiter par les eaux, il ne faut y prescrire les douches que dans des cas bien indiqués et avec de grandes restrictions, si l'on ne veut en voir résulter des effets évidemment contraires.

Il nous reste encore à parler des effets que produisent sur les parties génitales des femmes les douches employées ici souvent à l'insu du médecin et même malgré sa défense. On se sert à cet effet d'une douche ascendante appelée ici *Bubenquelle*, source des enfants; elle consiste dans un menu jet d'eau de 28° à 29° R. qui jaillit, en forme de fontaine, du fond d'une baignoire

particulière et qui s'élève avec force jusqu'à deux ou trois
pieds de hauteur ; on dirige ce jet directement sur les
parties en question ; disposée comme elle l'est actuellement , cette douche n'atteint que les parties extérieures
(*clitoris, labia externa et interna*) et n'arrive pas jusqu'aux
parties intérieures (*vagina et collum uteri*). Il faut également considérer cette espèce de douche comme un moyen
stimulant qui élève d'abord d'une manière dynamo-mé-
canique la sensibilité des parties touchées , et qui est
propre à exciter les tempéraments froids et phlegmatiques.
Vu la grande quantité de nerfs extrêmement sensibles
dont sont munies les parties soumises au jet d'eau , et vu
la grande sympathie qui règne entre eux et les nerfs de
toute la sphère génitale intérieure , et entre la moelle épinière , on n'a pas lieu de s'étonner en voyant l'emploi de
ce moyen augmenter la vitalité de ces parties en général
et leur néceptivité en particulier. Mais il est vrai aussi
que cet agent, qui stimule plus ou moins fortement , ne
peut nullement être employé dans les constitutions sensibles et très-impressionables ; en l'employant néanmoins
il n'est pas rare qu'on obtient des résultats tout à fait
contraires à ceux qu'on avait en vue. Ces constitutions
nerveuses, faciles à exciter, parviennent plutôt au but
désiré par des bains d'une température convenable , et
par l'usage interne simultané des eaux. La douche est
tout aussi peu applicable dans les affections inflammatoires chroniques du système génital ; dans ces cas le
moyen ne peut qu'être très-nuisible en augmentant les
affections existantes et en réveillant un ennemi encore

3

caché qui peut devenir très-dangereux. Des injections d'eau thermale tiède ou rafraîchie produisent, au contraire, les meilleurs résultats dans ces sortes d'affections.

Puisque jusqu'ici nous avons exposé en détail les effets des eaux d'Ems, suivant qu'on les prend exclusivement sous forme de boisson ou sous forme de bains, il nous sera possible d'être plus concis en expliquant les effets de ces mêmes eaux, quand on les prend *simultanément sous forme de boisson et sous forme de bain*. On admet généralement que là où l'usage intérieur est applicable, les bains peuvent aussi être permis ; mais cette double application doit être bien restreinte dans la pratique, et aujourd'hui nulle part autant que dans l'emploi des sources d'Ems. Si dans les temps reculés c'étaient surtout les rhumatismes, la goutte, les paralysies et les affections abdominales d'un caractère atonique qu'on combattit avec succès à Ems intérieurement et extérieurement, dans les temps modernes ces sortes de maladies ne viennent presque plus pour se guérir ici, et ont fait place à des formes de maladies dont quelques-unes proviennent à la vérité des mêmes causes primitives, savoir d'une nutrition morbidement altérée, mais qui se distinguent essentiellement des premières par leurs symptômes subjectifs et objectifs, et qui en outre ont un caractère de constitution tout à fait opposé. Aussi au premier coup d'œil peut-on reconnaître que la physionomie des étrangers qui viennent se traiter à Ems, a un tout autre caractère que dans le temps passé ; car actuellement la grande majorité des malades se compose de personnes nerveuses et de poitrinaires.

Si dans le temps et dans les maladies que nous avons mentionnés, on a fait simultanément de nos eaux un usage copieux à l'intérieur, et pris des bains très-longs et très-chauds, l'inverse a lieu de nos jours, et il y a principalement beaucoup de poitrinaires qui, tout en ne prenant intérieurement qu'une faible portion d'eau, ne supportent nullement les bains, circonstance sur laquelle les médecins particuliers, en envoyant leurs patients à nos eaux, devraient rendre ceux-ci attentifs plus souvent qu'ils ne l'ont fait jusqu'ici. Si l'on suivait ce conseil, les médecins aux eaux se trouveraient moins souvent dans la situation désagréable de refuser au malade un remède incompatible avec la nature de son affection, et qu'ils ne sauraient permettre contrairement à leur conviction ; aussi épargneraient-ils par là aux malades bien des heures qu'ils passent dans l'inquiétude.

L'effet total des eaux d'Ems prises simultanément à l'intérieur et à l'extérieur, se compose des effets particuliers qu'elles produisent dans les deux manières de leur emploi, et qui se fondent et se combinent en un tout. Quoique cet effet combiné soit bien différent suivant la quantité des eaux qu'on boit, suivant la méthode de les prendre, et suivant la température des bains, cependant on ne saurait nier que ce sont surtout les parties constituantes des eaux qui, par leur introduction dans la masse des fluides, développent leurs effets salutaires, effets qui sont essentiellement modifiés par le degré de température des bains qu'on prend en même temps.

De quelque manière qu'on boive donc les eaux et quoi-

qu'on prenne simultanément les bains, le but reste toujours le même; il consiste à amener dans l'acte de la digestion des changements chimiques et fonctionnels, à
provoquer une meilleure composition et une vitalité normale du sang, à favoriser la résorption et l'élimination
de matières anormales qui sont le produit et le résidu de
maladies précédentes, et enfin à élever la force vitale au
point qu'elle puisse produire le but principal de toute vie
organique, savoir : une métamorphose et une reproduction normale et énergique de tout le corps. Voilà, je le
répète, *le seul but* à obtenir du traitement par les eaux
dans les maladies chroniques, et qu'on obtient fréquemment aux sources d'Ems d'une manière plus ou moins
complète.

EFFETS ET EMPLOI PARTICULIERS DES EAUX DANS DES AFFECTIONS DÉTERMINÉES.

Après avoir esquissé jusqu'ici les effets généraux des
eaux thermales d'Ems, passons aux formes particulières
des affections contre lesquelles elles manifestent de préférence leurs vertus thérapeutiques.

En première ligne figurent la diminution et l'affaiblissement de la nutrition, *de la vie végétative* en général ; je
veux désigner par là cette affection constitutionnelle si
répandue de nos jours, qui consiste d'abord dans une
formation de matière nutritive défectueuse sous le rapport
de sa qualité et de sa quantité, ensuite dans une nutrition

imparfaite de tout l'organisme, résultat de la première défectuosité ; il y a là un certain degré d'infirmité, mais on n'y remarque aucune composition morbide déterminée du sang (dyscrasie), en un mot il ne s'y est pas encore développé une forme de maladie prononcée. Cet état flottant entre la santé et la maladie peut déjà être considéré comme l'avant-coureur, le premier degré d'un mal qui menace de se développer complétement et fait déjà présumer ou même voir avec certitude la forme de maladie particulière qui résultera plus ou moins tard de cet état valétudinaire.

La cause primitive de ces infirmités, qui paraissent encore si obscures dans leur origine et qui sont en partie congénitales et en partie la suite de nombreuses influences physiques ou morales, c'est une composition anormale du sang qui s'est communiquée aux parties solides, qui à leur tour amènent une activité anormale des divers systèmes et organes. Si l'on ne s'oppose pas soigneusement et de bonne heure à ces germes qui n'ont encore leurs racines que dans la vie végétative, si les influences pernicieuses affectent ou assaillent l'organisme à un degré peut-être encore plus haut, alors ces germes se développent vite, du foyer de l'affection, simple à son origine, émanent de graves maladies souvent très-compliquées. Ces personnes valétudinaires, flottant entre un bien-être apparent et la maladie, sont ordinairement en butte à quantité de symptômes plus ou moins graves, qui changent très-souvent de forme et qui sont accompagnés principalement d'un sentiment de fatigue, d'une susceptibilité plus élevée du système sanguin et nerveux. Le sommeil devient agité, la digestion se dérange, devient lente, les selles sont irrégulières, le bas-ventre se gonfle, l'humeur devient sombre et chagrine, les sensations sont altérées, il survient des vertiges, des maux de tête, des douleurs vagues, quasi rhumatismales. Si nous remontons à la source primitive de ces symptômes, nous trouvons, à moins que la dite prédisposition ne soit héréditaire, que ce sont ordinairement les suites de la manière de vivre de nos jours, tout à fait perverse. Les enfants sont élevés comme les plantes dans les serres chaudes, on fait épanouir les fleurs de l'esprit aux dépens du corps: ainsi donc éducation forcée, abus précoce et si souvent dénaturé de l'instinct sexuel, usage immodéré des boissons spiritueuses, allaitement affaiblissant, pertes de sang, soucis pour la subsistance, amours malheureuses, voilà les mille et mille démons acharnés contre la nature humaine, et qui, par leur tentation, pénètrent jusqu'au sein du laboratoire de la vie, et réduisent l'homme à une infirmité continuelle et à quantité de maladies prononcées. En général aucun organe n'est encore attaqué de préférence, et l'on ne peut encore découvrir aucune matière morbide déterminée; la raison de ce malaise ne gît encore que dans une diminution de vitalité dans l'acte de la nutrition et dans le manque de coopération et d'harmonie des différents organes et systèmes. Dans cet état de malaise, d'infirmité qui cesse d'être passager, les eaux d'Ems, par leur douce manière d'agir sur le corps, rendent de très-grands services, et, dans un grand nombre de cas, les bains viennent victorieusement à l'appui des eaux prises à l'intérieur. Sans attaque impétueuse, elles cherchent l'ennemi dans ses réduits les plus secrets, détruisent sa force hostile d'une manière souvent à peine sensible, en corrigeant les sucs divers qui servent à la digestion, en favorisant la formation normale du chyme et du chyle, en changeant la composition et la vitalité du sang, en diminuant la surexcitation du système nerveux et en rétablissant l'harmonie dans toutes les fonctions. Si l'on cherche à combattre cet état d'infirmité par des eaux très-chaudes et très-irritantes ou par des eaux acidulées ou ferrugineuses très-gazeuses, le résultat en est tout à fait défavorable et entraîne après lui un plus grand malaise, des congestions, des digestions troublées, etc., etc.

Il n'y a aucune maladie contre laquelle on vienne plus souvent recourir aux eaux d'Ems, que contre les *tubercules des poumons* et la *phthisie pulmonaire* qui en est la suite, maladie qui enlève, d'après Sydenham, la cinquième partie du genre humain.

Cependant je me fais un devoir de publier hautement que nos eaux sont, ainsi que tout autre moyen thérapeutique, incapables de guérir une phthisie pulmonaire totalement développée ; nul remède ici bas ne peut rendre à des poumons parvenus à un tel degré de viciation, la perméabilité nécessaire pour que le sang et l'air atmosphérique, ce fluide nourricier commun, retrouvent le libre passage, perméabilité qui doit être regardée comme condition principale d'une bonne hématose, source de la vie et d'une bonne santé. Il n'est pas donné non plus aux thermes de faire renaître dans les poumons une partie absolument indispensable au maintien de la vie, après qu'elle a été détruite, soit par une suppuration ulcéreuse, soit par une déliquescence tuberculeuse du parenchyme pulmonaire. Les germes de cette maladie meurtrière gisent bien plus profondément que dans l'organe qui paraît avoir produit l'acte final, le développement complet de la phthisie pulmonaire. C'est une affection dont les germes sont profondément enracinés dans la totalité de la vie de l'organisme, elle se développe à l'aide de circonstances favorables, prend son siége dans les organes de la respiration, et se manifeste enfin d'une manière déterminée sous la forme de maladie prononcée. Cette maladie est le reflet local de cet état anormal du corps connu sous le nom de *constitution tuberculeuse*. Son essence consiste dans un changement spécifique de la composition du sang, changement qui résulte d'une préparation anormale du chyme dont les vaisseaux absorbants tirent un chyle qui n'est nullement conforme au prototype, et qu'ils portent dans la circulation. Il est clair que du sang constitué de cette manière vicieuse, il ne peut se former dans la sphère de la nutrition, ni bonnes matières animales, ni organe normalement constitué; au contraire, la constitution du sang vicié se communique aux parties solides; par conséquent, là où il y a du sang vicié, là se produisent nécessairement des parties solides de même nature. On ne peut encore déterminer assez clairement en quoi consiste cette composition spécifique des humeurs. Les résultats que la chimie a trouvés par l'analyse ne nous donnent

sur leur nature que des données conjecturales. Il paraît
cependant que l'essence de cette composition anomale des
fluides consiste dans un état particulier de l'albumine et
de la fibrine vicieuses en leurs qualités et en leur quantité,
et dans une diminution des sels et du fer dans le sang ; la
vertu plastique du corps humain est descendue à un éche-
lon inférieur de la formation des matières animales approchant de celle des végétaux. Le germe primitif de cette
constitution se communique en partie par les parents aux
enfants, et cet héritage fatal peut quelquefois rester caché pendant des années sans se manifester par des symptômes de maladies prononcées ; d'autres fois cette affection paraît déjà dans la tendre jeunesse sous la forme
d'affections scrophuleuses du système lymphatique ; en
partie elle ne s'acquiert que dans un âge avancé, par des
influences ennemies et nuisibles. Quelle qu'en soit la cause,
il faut cependant un agent impulsif qui porte l'organisme
à diriger précisément sur tel ou tel organe le dépôt de
l'albumine vicieusement formée, cette *matière tuberculeuse* qui se trouve dans le sang. Cette impulsion, qui
ordinairement vient du dehors, et dont la nature varie
souvent, provoque dans certains organes, ou dans certaines parties d'organes, une affinité spécifiquement changée avec la matière tuberculeuse qui circule dans le sang,
affinité qui, quoique différente selon l'âge, le sexe, le
tempérament, etc., en effectue le dépôt, partie dans le
parenchyme des organes, partie sur leurs membranes.
Vers le temps de la puberté, et après le développement
complet de la vie sexuelle, cette matière choisit de préfé-

rence pour dépôt les organes respiratoires. Si, comme
nous le savons, il existe déjà, dans l'état de santé, dans
les divers organes une attraction spécifique de certaines
matières déjà préformées dans le sang en qualité de parties constituantes de la substance qui va se former, il y a
aussi, vu que la force vitale, cette vertu plastique, est la
même dans l'organisme sain et dans l'organisme malade,
et qu'elle est seulement changée dans sa modalité par une
composition chimique du corps différente, il y a aussi,
disons-nous, dans l'état morbide de l'organisme des affi-
nités spécifiques de certains organes pour certaines matières pathologiques contenues dans le sang, qui sont ordinairement augmentées, et souvent même créées par
des agents nuisibles. Si nous appliquons ces principes aux
tubercules pulmonaires et à la phthisie qui en provient,
la raison pourquoi la matière tuberculeuse se dépose si
souvent dans les poumons, se trouvera dans une telle affinité toute spécifique des poumons pour la matière tuberculeuse qui circule dans le sang. Ainsi, si nous envisageons
les effets généraux de nos eaux, l'essence de la maladie
tuberculeuse, ainsi que les dépôts qui s'y opèrent dans
les organes de la respiration, et si nous comparons les
deux dans leurs rapports différents et mutuels, il en résulte que les thermes sont propres à changer non-seulement l'état morbide et constitutionnel de l'organisme qui
est le principe de la maladie, mais aussi qu'ils agissent de
préférence avec succès d'une manière spécifique, sur la
vitalité des organes respiratoires malades, que la constitution tuberculeuse avait choisis pour y déposer sa ma-

tière. Pour donner quelques détails sur l'effet thérapeutique de ces eaux dans les affections tuberculeuses des organes respiratoires, nous dirons que

Les eaux thermales d'Ems opèrent spécifiquement dans les maladies tuberculeuses des organes respiratoires :

a. En produisant des changements purement chimiques dans la composition du sang, en commençant par le changement des sucs gastriques et du chyme, et en les terminant dans l'assimilation et l'hématose [1]. Le bicarbonate de soude abondant de nos thermes neutralise, comme premier effet, l'acide qu'il rencontre dans le canal digestif; il opère de la même manière dans le sang où il a été introduit en nature par les vaisseaux absorbants. Or, comme dans les affections tuberculeuses la préparation des sucs nourriciers reste au degré de préparation végétative, degré où la formation des matières qui contiennent l'azote est diminuée (cette dernière substance est, comme on sait, prépondérante dans la substance animale, et l'albumine ne contient que peu ou point d'azote), de plus, comme il se trouve dans l'urine des malades tuberculeux de l'acide libre en quantité, il n'y a pas de doute que le bicarbonate de soude introduit dans le sang ne se combine aussi avec l'acide qu'il rencontre, ne le neutralise et ne tienne en état de dissolution l'albumine anormalement formée. Par cet acte chimico-vital, la composition du sang

[1] On ne saurait admettre que la très-petite quantité de fer contenue dans nos eaux soit tout à fait sans influence et sans effet; il est probable plutôt que même cette faible dose de fer exerce une influence avantageuse sur l'amélioration de la composition du sang.

se change non-seulement d'une manière salutaire, mais il se forme aussi en même temps un nouveau type de nutrition; par là la nouvelle production de matière tuberculeuse est interrompue, et par suite le dépôt sur les organes respiratoires en est ou très-diminué, ou totalement anéanti.

b. Un second effet des thermes consiste dans la diminution ou l'annulation totale de l'affinité des organes respiratoires pour la matière tuberculeuse qui circule dans le sang; ce qui empêche cette dernière de se déposer dans les poumons.

c. L'activité des vaisseaux absorbants sur la matière tuberculeuse qui s'est déjà infiltrée, est augmentée; il s'en opère une résorption totale, ou seulement de la partie fluide, ce qui arrive le plus souvent; les tubercules se ratatinent, s'ossifient, s'incapsulent; ce qui en reste forme un résidu indifférent, contre lequel le parenchyme perd l'inclination à réagir.

d. La masse tuberculeuse seulement déposée sur les membranes des bronches qui reçoivent par les thermes un surcroît d'activité sécrétoire, est rejetée à l'extérieur par une expectoration augmentée.

e. Les organes urinaires, qui, préférablement à d'autres organes, ont reçu par les eaux une augmentation d'activité, et le système cutané éliminent la partie des tubercules qui a été résorbée et ramenée dans le système de la circulation; il est plus que probable que le foie est également actif dans cet acte d'élimination.

f. Si les tubercules se trouvent déjà en état de déliquescence, les thermes, dans les premiers temps de leur emploi, augmentent de même l'expectoration, mais elle diminue bientôt après ; les parois de l'excavation se ratatinent après leur évacuation dans les bronches, et il s'y forme, au moyen d'une lymphe plastique exsudée, une parfaite cicatrisation, les parois se rapprochant mutuellement ; ou bien la communication qui existe entre les bronches et l'excavation tuberculeuse se bouche au moyen d'un lymphe plastique qui comble toute la cavité en s'organisant sous forme de tissu cellulaire dont les interstices contiennent parfois des concrétions calcaires ; ou bien il ne reste plus à la fin qu'un très-petit sac vide dont la sécrétion est fortement diminuée et même anéantie.

Après cet exposé sur l'essence probable de la phthisie tuberculeuse des poumons et sur l'effet des eaux d'Ems dans le traitement de ce mal, il nous reste encore à répondre à la partie la plus délicate de la question, savoir :

Dans quel degré de la phthisie pulmonaire peut-on employer avec succès les eaux thermales d'Ems?

On peut établir comme base incontestable, que plus tôt on les emploiera, plus on aura lieu d'en espérer et d'en attendre un effet salutaire.

Il n'y a aucune maladie qu'il soit aussi important de reconnaître dans ses germes primitifs que les tubercules pulmonaires ; car c'est précisément dans cette maladie que l'art du médecin, employé à temps, est souvent couronné d'un bon succès par l'extermination d'un ennemi qui sommeille encore dans son réduit, et où il réussit par une diète appropriée, par la gymnastique, par un trai-

tement soigneux de la peau, etc. Le plus beau triomphe
des eaux d'Ems est dû à leur incomparable efficacité
contre la *disposition aux tubercules pulmonaires,* que celle-ci
soit héréditaire et congénitale, ou la suite d'une éducation et d'une manière de vivre perverses. Si nous considérons les effets généraux et particuliers de ces eaux, et
si nous comparons avec ceux-ci les résultats fournis par
l'expérience, nous serons forcés de convenir qu'il faut considérer les eaux d'Ems comme représentant à elles seules
toutes les eaux anti-tuberculeuses. Or cette disposition aux
tubercules est à la rigueur déjà le premier degré de cette
maladie et provient immédiatement de l'état anormal de
l'assimilation et de la nutrition, comme nous l'avons vu
plus haut, état que nous avons désigné sous le nom de
constitution tuberculeuse. Celle-ci est de plus caractérisée par tout l'extérieur, par la configuration phthisique
du corps bien connue, qui se développe dans l'âge de la
puberté, par ce qu'on appelle communément poitrine
faible, et qui n'est autre chose qu'une susceptibilité trop
élevée des organes respiratoires. Cet état de vitalité anormale se fait reconnaître très-souvent par des symptômes
caractéristiques, dont le principal consiste en ce que les
poumons et leurs membranes muqueuses sont dérangés
dans leurs fonctions par des causes légères et presque insi-
gnifiantes; de là cette grande disposition aux catarrhes,
aux congestions vers la poitrine, aux palpitations de cœur,
aux dyspnées, qui quelquefois sont accompagnées de
crampes de poitrine et de crachements de sang; si cet
état anormal des poumons est négligé, s'il n'est pas traité

sérieusement par une diète et des moyens thérapeutiques convenables, il peut en résulter facilement tôt ou tard les affections de poitrine les plus sérieuses.

C'est cette constitution tuberculeuse qui n'a pas encore quitté son foyer de formation, la sphère de l'assimilation et de l'hématose et qui n'a encore choisi aucun organe pour y déposer les matières tuberculeuses, qui circulent seulement jusqu'ici dans le sang ; c'est cette constitution, disons-nous, qui trouve à Ems un remède incomparable, et plus tôt ses eaux sont employées, plus il y a lieu d'en espérer un bon succès. Aussi est-ce précisément cette disposition aux tubercules qui permet un emploi étendu des eaux soit sous forme de boissons, soit sous forme de bains, que la constitution soit éréthique ou phlegmatique, très-sensible ou peu irritable ; néanmoins, dans un cas donné, il faut avoir égard à l'espèce de la constitution du malade, dans le choix de la source à boire, dans le mode de son emploi, et dans la fixation de la température et de la durée du bain. Le tempérament est-il sanguin, la constitution est-elle éréthique, il faut employer une eau plus tiède, coupée avec du lait ou du petit-lait, et prendre simultanément un bain peu prolongé et d'une température un peu inférieure à la chaleur naturelle du corps ; les constitutions phlegmatiques, au contraire, demandent l'emploi interne d'une source plus chaude et un bain ranimant, d'une température plus élevée. Au reste, si le traitement par les eaux thermales doit produire ce qu'on en demande, il ne faut pas précipiter la cure, ni la borner à la durée de quelques semaines, ce dont on se convaincra facilement, si l'on considère qu'il s'agit ici de transformer entièrement toute la constitution, transformation qui certes ne peut pas s'effectuer en quelque semaines. C'est là cependant ce qu'on exige souvent d'un traitement par les eaux minérales, qui, dans l'espace de quatre à six semaines, doit guérir un mal dont le germe a été inoculé à l'organisme dès son origine, ou qui y a déjà couvé bien des années ; au contraire, on ne se plaint nullement, on trouve même tout naturel de passer des mois entiers et même des années dans les établissements d'eaux froides. Quand une fois on se sera accoutumé à ne pas exiger non plus des eaux thermales, après quelques semaines de traitement, des guérisons presque miraculeuses, quand une fois on passera à nos sources autant de mois qu'on y passe maintenant de semaines, soit sans interruption, soit à des distances assez rapprochées, en un mot quand une fois on se soumettra à une cure radicale et complète, alors on obtiendra aussi, dans bien des cas, des succès beaucoup plus éclatants qu'on n'en obtient avec la méthode actuelle. Aussi est-ce pour cela qu'on ne réussit pas toujours à détruire en une seule saison le germe et le foyer d'une dyscrasie tuberculeuse ; dans bien des cas il faut même répéter le traitement plusieurs années de suite, le discontinuer tout au plus pendant une année, pour combattre avec succès l'affection fondamentale et pour anéantir enfin totalement l'ennemi. En profitant de cet avis, le médecin réussira en beaucoup de cas, bien entendu sous la coopération d'autres moyens thérapeutiques, à faire passer à cette sorte de valétudinaires les écueils dangereux à leur vie, surtout dans les années de la puberté, et à les garantir des tristes suites d'un héritage peu digne d'envie ou d'une constitution suspecte qui s'est développée par l'influence d'agents physiques ou moraux. Pour exécuter un tel plan de traitement, il faut, j'en conviens, de la persévérance et des moyens financiers ; mais quand il s'agit du souverain bien de la vie, c'est-à-dire de la santé, toute autre considération perd sa valeur, et aucun sacrifice ne doit paraître trop grand.

Mais si le germe de la maladie n'a pas été détruit, si celle-ci a franchi même déjà son foyer primitif, si elle a passé déjà sa première phase, si la matière tuberculeuse a déjà commencé à former des dépôts dans les poumons (tubercules crus), alors un traitement à nos eaux exige la plus grande précaution. Dans ce degré de la maladie on se trouve placé dans les deux cas suivants : 1° Ou bien, par le dépôt de la matière tuberculeuse effectué dans les poumons, se termine en même temps la dyscrasie tuberculeuse du sang, acte qu'il faut considérer comme une crise locale de l'affection générale et qui a souvent des suites dangereuses. Les tubercules ainsi formés, se trouvant en petit nombre et dans une constitution inerte, peuvent séjourner dans les poumons comme corps étrangers, mais indifférents, jusqu'à la plus grande vieillesse, sans être, malgré leur état de déliquescence, rejetés à l'extérieur par l'expectoration, mais étant plutôt incapsulés ou résorbés, terminaison la plus heureuse il est vrai, mais aussi la plus rare. Ici il n'est pas à propos, quand même l'auscultation découvrirait incontestablement des tubercules, mais quand malgré cela la santé générale est bonne, que surtout la nutrition se fait normalement et qu'il n'y a pas des symptômes locaux urgents, il n'est pas à propos, disons-nous, de recourir à un traitement thermal vigoureux et d'attirer par là l'adversaire dans l'arène ; mais on pourra employer avec avantage une source plus froide, comme le Fürstenbrunn ou des doses médiocres, refroidies et coupées avec du petit-lait du Kesselbrunn, pour détruire totalement et pour éliminer du corps un reste de matière tuberculeuse qui peut-être séjourne encore dans le sang, ou bien pour neutraliser ainsi l'affinité que les poumons ont pour cette dernière. Si, au contraire, les poumons sont considérablement infiltrés et pour ainsi dire inondés de matière tuberculeuse, ou si les tubercules, sans passer à l'état liquide et purulent, ont changé les poumons en une substance compacte et presque cartilagineuse, état qu'on appelle phthisie sèche, alors tout essai de traitement par les eaux d'Ems devient inutile et le médecin dans l'impuissance ne peut viser qu'à l'euthanasie. 2° Ou bien la matière tuberculeuse s'est déposée dans les poumons, sans que pour cela la source en soit tarie, au contraire il s'en forme toujours de la nouvelle, qui circule sans cesse dans le système vasculaire et qui se dépose sans cesse ou périodiquement et par secousses dans les poumons. Dans le traitement de cette variété des tubercules, qui est la plus fréquente de toutes, le succès dépend presque exclusivement de la méthode qu'on a prescrite, méthode qui doit être rigoureusement basée sur le caractère de la

constitution du sujet. Celle-ci est-elle sanguine, très-
irritable, la maladie tuberculeuse est-elle par conséquent
d'un caractère éréthique (*phthisis florida*), le traitement
doit être dirigé avec la plus grande précaution ; il y faut
avoir recours en même temps qu'aux autres moyens thérapeutiques que les circonstances peuvent exiger. Si l'on
remarque, particulièrement dans le système vasculaire,
une grande mobilité, une certaine précipitation, s'il se
présente même de légères congestions dans les poumons,
on ne peut essayer qu'à de légères doses le Kesselbrunn
et le Fürstenbrunn ; encore faut-il que l'eau de ces
sources soit refroidie de quelques degrés au-dessous de
la chaleur naturelle du corps, et fortement mêlée d'une
grande quantité de lait ou de petit-lait. Mais aussi longtemps que le malade éprouve quelque congestion considérable ou même inflammatoire, l'usage de nos eaux doit
être totalement interdit. Si, malgré cela, on les emploie,
tous les symptômes empirent, l'irritation bronchique augmente ainsi que la toux tourmentante, qui donne une
nouvelle impulsion à de nouveaux dépôts de matière tuberculeuse ; des crachements de sang surviennent et précisément ce qu'on voulait et ce qu'on devait éviter, le
ramollissement et la déliquescence des tubercules, s'effectue d'autant plus promptement. Dans ce cas il faut
recourir à un autre traitement, et ce n'est que quand l'éré-
thisme vasculaire est calmé, qu'on peut essayer avec
beaucoup de précaution l'eau minérale refroidie ou qu'on
peut y revenir, si peut-être on en a interrompu l'emploi,
parce que ces symptômes se sont présentés pendant le

traitement ou qu'étant déjà présents ils ont empiré. Ici je ne puis passer sous silence, que quand même quelques symptômes, tels que l'expectoration, la toux, ont diminué d'intensité et que les forces du corps paraissent être revenues, on ne doit pourtant pas en conclure qu'une amélioration réelle ait eu lieu, amélioration que je n'ai jamais vu s'opérer, à moins que la diminution desdits symptômes n'ait été accompagnée *d'une diminution dans la fréqueuce du pouls et d'un changement notable dans le teint tuberculeux et chlorotique.* Mais les bains, dans ce degré de la maladie ainsi que dans tous les autres degrés de développement dans lesquels se trouvent les tubercules pulmonaires, sont au moins un remède inutile, qui souvent même devient dangereux et dans la plupart des cas absolument funeste. Or les mauvais résultats des bains, dans ce degré de la maladie, ne pourront pas nous étonner, si nous nous rappelons les effets généraux des bains, que nous avons exposés plus haut. Comme dans les tubercules il s'agit surtout et avant tout d'altérer chimiquement la digestion et l'assimilation, altération qu'on obtient déjà en n'employant les eaux qu'à l'intérieur, ce serait agir contre toutes les règles de l'art, si dans une maladie dont le traitement est un des problèmes les plus épineux et les plus délicats, on exposait simultanément l'organisme à l'influence d'un agent qui opère si fortement sur l'économie, quels que soient d'ailleurs le degré et la durée des bains. Ce n'est que quand la quantité des tubercules formés dans les poumons est très-insignifiante, quand leur existence est plutôt conjecturée que prouvée par les signes acoustiques, quand aucune réaction générale ni locale contre eux ne se fait encore remarquer, quand les organes, qui dans le dérangement des fonctions des poumons se sont chargés en partie de l'acte de la décarbonisation du sang, remplissent même énergiquement leurs fonctions excrétoires et quand le caractère de la constitution du malade ne fait pas contre-indiquer décidément les bains, ce n'est qu'alors qu'on pourrait les *essayer* à une température convenable. Mais comme on ne peut jamais savoir d'avance jusqu'à quel point l'organisme réagit contre le bain, celui-ci restera toujours pour ce degré de la maladie un moyen thérapeutique très-précaire, dont on ne devrait pas même faire l'essai, et cela d'autant moins que, par un bain indûment employé, on peut causer un mal irréparable et perdre le tout, pendant que, si l'on est bien heureux, il faudra se contenter d'un gain mesquin et tout à fait disproportionné avec le risque. De tels essais inutiles amènent ordinairement des congestions et des inflammations dans la périphérie des tubercules et dans le parenchyme des poumons, provoquent des crachements de sang et favorisent la déliquescence des tubercules, qu'il faut précisément tâcher d'éviter par tous les moyens possibles. Dans ce degré de la maladie l'art ne doit pas se borner à faire disparaître ou à restreindre la dyscrasie du sang, mais il doit aussi et avant tout diminuer la vitalité trop élevée des poumons. Il faut par conséquent éviter tout ce qui pourrait, de quelque manière que ce soit, amener des congestions et par suite une affection inflammatoire et une suppuration dans la

périphérie du tubercule ; ensuite il faut chercher à neutraliser l'affinité des poumons pour la matière tuberculeuse, de manière à empêcher qu'il ne s'y forme de
nouveaux dépôts, et à faire résorber ou incapsuler les
tubercules déjà formés. Or pour atteindre ce but, on n'a
nullement besoin de bains; l'usage interne des eaux
suffit, leurs principes chimiques et médicamenteux étant
assez efficaces pour amener ce résultat. Mais c'est ici que
le choix de la source et la fixation de la température à
laquelle il faut la boire, sont de la plus grande importance. Si l'on boit le Kesselbrunn à sa température naturelle, c'est-à-dire très-chaud, on est souvent puni très-
promptement et très-sensiblement d'un traitement si
déraisonnable; si, au contraire, on refroidit l'eau de cette
source de quelques degrés au-dessous de la chaleur naturelle du corps, si on la coupe abondamment avec du
lait ou du petit-lait et qu'on la boive enfin à doses médiocres et à des intervalles convenablement espacés, elle
agit d'ordinaire aussi avantageusement que le Fürstenbrunn qui est d'une température plus basse, mais auquel,
dans bien des cas, il faut accorder la préférence. Si par
ce traitement on ne parvient pas toujours au but fonda-
mental ci-dessus indiqué et si par conséquent, on n'obtient pas un rétablissement complet, du moins on a beaucoup gagné, en mettant des bornes à l'affection morbide
et en arrêtant la marche pernicieuse des tubercules.

Si, au contraire, l'on a à combattre des tubercules
encore au degré de la crudité et d'une marche lente, le
malade est-il en même temps d'un tempérament froid et

phlegmatique, la constitution est-elle plutôt d'un caractère peu irritable, alors on peut aussi prendre les eaux en plus grande quantité, et d'une source plus chaude et plus gazeuse.

Mais il faut encore bien plus de précaution et une attention bien plus grande que dans le susdit degré des tubercules, lorsqu'on n'a pas réussi à les faire avorter, et lorsqu'après une marche non interrompue ils sont parvenus à l'état de ramollissement et de déliquescence, lorsque peut-être il existe déjà une fièvre continue-rémittente, accompagnée d'une consomption générale et même de symptômes de colliquation. L'essentiel de cet acte de ramollissement consiste en ce que le tissu du tubercule dont la mortification se fait du centre vers la circonférence, macère entièrement dans la sérosité qui s'est infiltrée dans le tubercule. Cette matière tuberculeuse décomposée n'est pas du pus, mais une substance amorphe, sans une couleur déterminée et constante et contenant quelquefois encore des rudiments du tissu tuberculeux détruit. Si le procès de ramollissement se borne à un petit nombre de tubercules, si, malgré leur déliquescence, il n'existe encore aucune fièvre hectique, ni des symptômes de colliquation ; si au contraire la digestion n'est pas encore essentiellement troublée, et l'assimilation pas encore tout à fait sans énergie, alors on a lieu d'espérer encore quelque chose de l'emploi interne et prolongé de nos eaux, prises à doses légères, si toutefois la source est appropriée à l'état du malade ; aussi, malgré des apparences si défavorables, j'ai vu *quelquefois* la chose tourner à bien. Cependant je me fais un devoir de déclarer hautement que de tels résultats bien rares ne peuvent pas engager le médecin à envoyer son malade à Ems pour se traiter par les eaux sur les lieux mêmes. Mais si la déliquescence des tubercules est déjà tellement avancée que le parenchyme des poumons se trouve en grande partie dans le même état de dissolution, si des excavations s'y sont déjà établies, et que la colliquation soit parvenue sans interruption jusqu'à un certain degré; en un mot, si la phthisie pulmonaire est complétement formée, alors aucun remède, aucune méthode ne peut sauver, Ems non plus. Au contraire, tous les symptômes empirent, si dans ce degré on emploie les eaux d'Ems à quelque légère dose que ce soit.

Il n'est pas hors de propos de faire mention ici d'une variété particulière de maladie, quoiqu'elle se présente rarement, qui est traitée avec succès à Ems, savoir celle où l'on rejette de temps en temps, par l'expectoration, de petites concrétions calculeuses soit avec le tissu tuberculeux décomposé, soit seulement avec les glaires bronchiques, qui parfois sont mêlées d'un peu de sang, expectoration qui a fait donner à cette variété le nom de phthisie calculeuse. Dans les cas peu nombreux de cette maladie que j'ai eu lieu d'observer, ces calculs avaient la grosseur d'un chenevis au moins et d'un pois au plus, la superficie en était rude, anguleuse, et ressemblait à la pierre - ponce; elles furent expectorées avec des quintes de toux; et semblaient avoir eu leur foyer de formation et leur séjour dans de petites capsules tuber-

culeuses. La constitution des personnes qui en furent
affectées, autorise à croire qu'une diathèse goutteuse
héréditaire n'est pas étrangère à ce produit morbide.

Les principes que nous avons exposés comme pou-
vant nous guider dans le traitement des tubercules pulmonaires, trouvent aussi leur application dans la *phthisie
du larynx et de la trachée-artère*; c'est pourquoi nous ne
faisons qu'y renvoyer. Or, en général, cette affection
n'est qu'une complication qui survient aux tubercules des
poumons; car rarement on verra la matière tuberculeuse
se déposer primitivement ou exclusivement sur le larynx
ou sur la trachée-artère; mais on remarque d'autant plus
souvent, pendant la marche de la phthisie pulmonaire, que
ces organes sont sympathiquement affectés. Cette irritation se montre-t-elle chez des personnes chez lesquelles
on a observé jusqu'ici seulement des symptômes de diathèse tuberculeuse, on peut presque toujours être sûr
que des dépôts tuberculeux se sont déjà formés dans le
parenchyme des poumons.

D'après de nombreuses observations, l'emploi intérieur des eaux d'Ems a été couronné de succès dans la
phthisie purulente, et dans les abcès, soit fermés, soit ou-
verts des poumons; mais les principes généraux posés au
sujet du traitement des tubercules pulmonaires doivent
aussi être appliqués dans le traitement de ces affections.

Les eaux d'Ems ne sont pas moins efficaces contre
cette variété de la phthisie qui a pour principe une *ulcération du tissu pulmonaire* qui s'est développée d'une
dyscrasie spécifique du sang et qui n'est pas encore sup-

primée ; elles agiront ici efficacement si elles parviennent
encore à neutraliser cette dyscrasie, et s'il n'existe aucune des contre-indications exposées plus haut. — L'opinion, dans le temps généralement adoptée, que toute
phthisie pulmonaire est incurable, a été victorieusement
convaincue d'erreur par l'expérience, surtout depuis
qu'appuyés sur les résultats de nombreuses autopsies
qui nous ont fourni les preuves les plus irrécusables de
la cicatrisation et de la guérison complète de tubercules,
d'ulcères et d'excavations pulmonaires, nous sommes
parvenus à expliquer de quelle manière se sont faites ces
guérisons opérées par la nature. Mais tant qu'on ne réussira pas à extirper la constitution tuberculeuse, ce foyer
du mal, il ne faut pas se bercer d'une trompeuse sécurité,
la maladie locale eût-elle même été arrêtée un certain
temps dans sa marche.

Mais une constitution enracinée et héréditaire, parvenue une fois à un certain degré de développement, ne se
change radicalement, ni en quelques semaines, ni en
quelques mois; pour atteindre ce but, il est souvent nécessaire de se soumettre pendant plusieurs années à un
régime hygiénique et à un traitement médical rigoureusement suivis. Quelque spécifique que soit l'action des
eaux d'Ems sur l'affection fondamentale et locale, elles
ne parviennent cependant pas toujours à extirper dans
une saison la dyscrasie tuberculeuse, et cela d'autant
moins qu'on ne peut pas attaquer cette affection avec im-
pétuosité, mais seulement lentement et avec beaucoup de
précaution. Celui qui va au but d'un pas accéléré, et qui

s'imagine que la force seule peut chasser l'ennemi de son
réduit, celui qui a pour principe : *beaucoup réalise beaucoup*, celui qui regarde nos eaux comme faibles et inno-
centes et dont on peut se gorger à volonté, celui-là se
trompe à son grand préjudice, et n'atteindra jamais le
but auquel il vise, au contraire, il allumera un incendie
inextinguible dans l'édifice, qui malheureusement ne
s'écroule que trop souvent, et se réduit en cendres.

Le principe souverain, dans l'usage de nos eaux thermales contre les tubercules pulmonaires, doit toujours
consister à ne vouloir pas provoquer par elles une réaction violente de l'organisme, à ne pas amener de force
des crises; il faut tâcher plutôt d'arrêter l'irritation inflammatoire et la tendance plastique qui existent dans
le parenchyme pulmonaire, en fermant les tubercules doucement, à un degré ni trop fort, ni trop faible. Toute la
tactique du médecin doit donc se borner à effectuer une
combinaison lente de l'eau minérale avec les fluides, qui
par là reçoivent peu à peu un changement de composition, qui donne à son tour à la vertu thérapeutique de
l'organisme une douce impulsion; en un mot, sa tactique
ne doit tendre qu'à produire ce qu'on appelle des *lyses*.
Mais ces opérations critiques d'une marche lente et peu
perceptible ne se font pas toujours à Ems, quelquefois
même elles ne se font que des semaines et des mois entiers après la clôture de la cure. Ici, le médecin doit,
pour ainsi dire, épier la nature, et s'efforcer d'en main-
tenir l'activité dans un *juste-milieu*.

Ce but ne peut s'atteindre que par une observation scru-

puleuse et circonspecte de la réaction organique contre
le remède employé, et c'est le degré de cette réaction
qui déterminera le médecin à ordonner tantôt une diminution, tantôt une sage augmentation de la quantité d'eau
à boire. On verra par là, quelle témérité il y a à se traiter par les eaux soi-même, sans l'avis d'un médecin
compétent, et à entasser peut-être même gobelet sur
gobelet.

Vu les rapports divers et importants des eaux d'Ems
avec les membranes muqueuses de l'organisme en général, on ne sera pas étonné de les trouver en première
ligne parmi les remèdes contre *les catarrhes chroniques
des membranes muqueuses des voies respiratoires*, et d'ap-
prendre que sous le rapport de leur vertu médicamen-
teuse, elles ne sont surpassées par aucun autre remède.
Ces effets bienfaisants sont constatés par de nombreuses
observations qui prouvent, d'une manière péremptoire,
que les eaux d'Ems ont un rapport spécifique avec les membranes muqueuses de l'appareil respiratoire. Que le catarrhe chronique ait son siége dans la cavité nasale ou
dans le pharynx, dans le larynx ou dans la trachée-artère,
dans ses bronches ou dans ses dernières ramifications, il
a toujours pour cause première une irritation inflammatoire chronique de la membrane muqueuse de ces parties,
et surtout des petites glandes qui tapissent en grande
quantité cette membrane, irritation qui a pour suite immédiate une production abondante de glaires et un détachement précoce de l'épithélium. Le tissu lamelleux de
celui-ci, qui se détache, se mêle aux glaires bronchiques,

et est expectoré par la toux. Ce détachement précipité
est suivi, dans la même proportion, d'une régénération
précipitée de l'épithélium ; mais cette membrane récemment formée ne peut pas parvenir à un développement
complet, ni à une énergie appropriée à son but, étant
sans cesse privée trop tôt de sa couverture naturelle.
Cet état continuel d'une vitalité exaltée dans la membrane muqueuse, entretient sans cesse une affluence
anormalement augmentée d'humeurs, et par suite une
perte de sucs débilitante, et qui, par sa continuation, peut
devenir menaçante pour la vie, en ce qu'elle peut dégé-
nérer en une consomption complète. Mais ce n'est pas
seulement cette perte d'humeurs qui est nuisible à toute
la constitution, mais c'est aussi et principalement la préparation incomplète du sang ; causée par l'affection des
membranes muqueuses des bronches ; cette préparation
incomplète réagissant morbidement sur toute la nutrition
de l'organisme, et causant un danger encore plus grand,
si l'état d'irritation inflammatoire chronique passe, comme
il arrive très-souvent, à l'état de suppuration d'une partie plus ou moins grande de la membrane muqueuse des
bronches, du tissu sous-muqueux, sous-jacent, et de la
membrane vasculaire proprement dite. Mais l'irritation
chronique franchit très-souvent sa sphère simple et purement locale, et devient, par suite d'une affinité organique
spécifique, un point d'attraction pour certaines substances
morbides qui circulent dans le sang, et qui par suite d'une
digestion et d'une assimilation défectueuses, se sont développées d'anomalies du système de la veine-porte et

des glandes lymphatiques, de perturbations dans les fonctions de la peau, etc. D'un autre côté, il y a beaucoup
de cas où sans une irritation catarrhale préalable, ces
produits morbides, ces acrimonies d'humeurs choisissent
précisément la membrane muqueuse des voies respiratoires pour y opérer leur dépôt, et causent par là un
catarrhe chronique. Cet événement s'explique par la circonstance, que les organes primitivement affectés sont
avec la membrane muqueuse des bronches en relation en
partie immédiate, comme, par exemple, le foie au moyen
de rameaux du grand sympathique qui communiquent
avec les nerfs pneumo-gastriques, en partie médiate au
moyen de la sympathie ou de l'antagonisme. On ne peut
pas nier non plus qu'une constitution anormale du sang
ne dispose très-souvent aux catarrhes. Dans bien des
cas, les catarrhes provenant d'acrimonies des humeurs,
ont une importance critique qu'il faut avoir soigneusement en vue ; c'est pour cela qu'une suppression violente
des catarrhes, par des astringents, sans qu'on ait préa-
lablement attaqué l'affection à sa racine, et sans qu'on
en ait détruit le germe, peut devenir très-dangereuse.
Le catarrhe chronique provient aussi très-souvent de ce
que la goutte qui n'est pas parvenue à son développement
cyclique normal, choisit la membrane muqueuse des poumons pour y faire son dépôt ; plus souvent encore il résulte des maladies du système de la veine-porte, des affections hémorrhoïdales en général, et surtout des hémorrhoïdes muqueuses ; l'essentiel de cette variété des
hémorrhoïdes consiste dans une irritation inflammatoire

chronique de la membrane muqueuse intestinale, qui choisit très-souvent, en vertu de son affinité fonctionnelle et en vertu de ses rapports de sympathie, la membrane muqueuse bronchique, pour y diriger sa propre irritation et sa sécrétion morbide, acte organique dont résulte un catarrhe chronique des bronches. De cette manière, le point naturel de cette excrétion morbide, et quelquefois critique, est déplacé, et celle-ci se fait par substitution dans un autre organe plus noble; ce qui amène un désordre dans la marche normale des hémorrhoïdes.

Si, d'un côté, les irritations goutteuses et hémorrhoïdales de la membrane muqueuse des voies respiratoires se développent de préférence dans ou après l'âge viril, nous trouverons, d'un autre côté, que c'est dans les années de l'enfance et de l'adolescence que des dépôts d'*acrimonies scrophuleuses* se dirigent fréquemment sur cet organe; la membrane muqueuse du nez, du pharynx, du vagin, en sont généralement coaffectées. L'essence et l'issue de cette affection scrophuleuse sont les mêmes que celles de l'affection exposée précédemment, avec cette différence pourtant que le catarrhe scrophuleux passe bien plus fréquemment à l'état de suppuration, de tubercules et de *blennorrhée pulmonaire*. Cette dernière maladie qui, si l'on n'en détruit pas la cause, et si les circonstances en favorisent sans cesse le développement, dégénère en *phthisie pituiteuse;* son essence n'est nullement une inflammation existante encore dans la membrane muqueuse; elle est plutôt l'issue, la suite d'une injection inflammatoire précédente de cette membrane, injection qui a pour cause une irritation, soit idiopathique, soit sympathique, soit dyscrasique, et qui a passé dans un état de paralysie du système capillaire de la membrane muqueuse. En effet, les vaisseaux capillaires finissent par ne pouvoir plus résister à l'affluence augmentée des fluides, qui est entretenue par le stimulus sans cesse exercé sur eux, et tombent par suite dans un état d'inertie et de relâchement, qui entraînent une sécrétion muqueuse continuelle et abondante, souvent même la ruine entière de tout l'organisme. Le temps du passage de l'irritation inflammatoire chronique à l'état paralytique, blennorrhoïque, est quelquefois très-variable ; cet état peut se présenter déjà après quelques semaines ; mais le plus souvent, on ne l'observe qu'après un laps de temps plus long. Lorsque la maladie était simple, sans complication, l'autopsie ne nous a fait découvrir aucun changement perceptible dans la structure de la substance pulmonaire ; on remarque tout au plus un ramollissement, une couleur pâle de la membrane muqueuse.

Je mentionnerai encore un symptôme particulier, qui se présente quelquefois dans le cours d'un catarrhe chronique de la membrane muqueuse bronchique, savoir l'expectoration périodique *de concrétions polypeuses*, creuses et presque entièrement blanches, qui se sont évidemment formées dans les dernières ramifications des bronches, ce qui se prouve par sa configuration rameuse, absolument semblable à celle des ramifications bronchiques. Cette matière membraneuse est plus ou moins tenace, ductile, et semble être formée de lymphe plastique (de

fibrine et d'albumine). Cette expectoration est précédée,
ordinairement pendant plusieurs jours d'une toux plus
forte qui tourmente beaucoup, et d'une douleur fixe à
un certain point de la poitrine, qui, après l'expectoration
de cette matière, disparaissent toutes deux pour un temps
assez long, pour revenir de nouveau plus tard. Jusqu'ici
je n'ai observé ces expectorations polypeuses que chez
des personnes d'une constitution très-reproductive, qui
suivaient en même temps un régime très-nourrissant.

La sécrétion et l'excrétion de la membrane muqueuse
des voies respiratoires étant altérées, il s'ensuit très-
souvent une *altération de la voix* (*raucité, enrouement*).
Cette altération, à son tour, provient de l'état d'irritation
de la membrane muqueuse de toute la trachée-artère,
ou d'une irritation qui se borne à une partie de la membrane muqueuse du larynx ou des ligaments de la glotte.
Mais ces défauts de la voix sont encore plus souvent la
suite d'une inflammation aiguë ou chronique du larynx
et de la trachée-artère, qui s'est terminée par la suppuration, le gonflement et l'épaississement ou par le rétrécissement de la glotte et d'une partie de la trachée-artère.

Si les produits d'une inflammation précédente sont
encore réductibles, les eaux d'Ems, par leur nature altérante et dissolvante, agiront dans ce cas très-efficacement, surtout si ces produits sont combinés avec le dépôt
d'une acrimonie spécifique, que les eaux d'Ems sont à
même de neutraliser et de détruire. — Ici vient se placer
naturellement ce défaut de la voix qui résulte de l'épui-
sement de ses organes, à force de chanter ou de parler,

5

ou bien de l'influence sympathique d'organes éloignés, tels que l'utérus, etc., défaut constituant une *aphonie* plus ou moins complète. Que la source d'où dérive cette anomalie soit l'une ou l'autre, le principe du mal est toujours une altération, une diminution, ou une cessation de l'influence du fluide nerveux sur les organes de la voix, aussi cette affection disparaît-elle si les eaux parviennent, comme dans bien des cas, à briser les entraves qui retiennent l'innervation dans un état d'inertie.

Il se développe souvent dans la vieillesse, cette période de la vie où l'activité de la peau et des reins est ordinairement affaiblie, une irritation chronique de la membrane muqueuse bronchique (*catarrhe pulmonaire des vieillards*), parce que la nature cherche un organe de fonctions analogues à celles de la peau et des reins pour éliminer les matières usées, dont l'élimination appartient normalement à ces deux organes. On reconnaîtra ici d'autant plus les excellents effets des eaux d'Ems, que celles-ci influent de préférence sur les organes qui commencent à se relâcher dans leurs fonctions physiologiques, et qui sont portés par elles à une plus grande activité. C'est pour cette vertu particulière de nos eaux, qu'il faut les considérer dans beaucoup de cas comme un remède macrobiotique, c'est-à-dire, prolongeant et rajeunissant pour ainsi dire la vie.

En exposant les effets généraux des eaux d'Ems, nous avons fait ressortir le rapport qu'elles ont avec l'assimilation, l'hématose, la végétation en général et en particulier avec celle des membranes muqueuses; il s'en-

suit donc tout naturellement qu'elles agiront aussi très-
efficacement dans les affections de la membrane muqueuse
du larynx et de la trachée-artère, dont nous venons de
parler ; aussi l'expérience nous a-t-elle fait connaître
dans ces eaux un moyen presque incomparable et souverain contre ces affections. Conformément à leurs vertus
générales, les eaux d'Ems prises à l'intérieur exercent
une influence directe, nullement violente sur la vitalité
et la végétation de la membrane muqueuse du tube aé-
rien, affecté d'une irritation catarrhale. En diminuant
l'irritabilité de cette membrane, en ralentissant en elle
la métamorphose organique excessive, en la délivrant de
certaines matières morbides qu'elles dirigent sur la peau
et les reins pour les éliminer par ces organes, elles régularisent aussi la métamorphose dans le tissu cellulaire de
l'épithélium, et ramènent par là la métamorphose normale du sang dans les poumons, qui par suite de l'affection de la membrane muqueuse bronchique avait été
elle-même considérablement altérée. — Pour savoir laquelle de nos sources il faut employer, et si l'emploi interne doit être secondé par l'usage externe, il faut con-
sulter le caractère général de la vitalité du système entier
et de celle de l'organe affecté en particulier. Si nous avons
affaire à une constitution phlegmatique, peu impression-
nable, si toutes les fonctions vitales annoncent une certaine lenteur, et si en même temps on ne remarque aucun orgasme dans le système sanguin, alors les bains
chauds, et si les circonstances le permettent, les bains
très-chauds, combinés même avec la douche, viendront

puissamment à l'appui de l'usage interne des eaux. C'est
ici qu'une boisson abondante du Kesselbrunn est tout à
fait indiquée ; on pourra aussi dans bien des cas y substi-
tuer le Krænchen et le Fürstenbrunn, ou boire en même
temps de ces deux sources, d'une le matin, et de l'autre
le soir. Si la sécrétion muqueuse est très-abondante, si
elle constitue même une espèce de blennorrhée, si dans
les phénomènes de la vitalité on remarque un grand degré d'atonie, et si tout le système ne réagit que faible-
ment contre tous les stimulants, alors l'affection doit être
rangée dans la catégorie de celles dont le vétéran à nos
eaux, le docteur Diel, disait : L'affection doit être pour
ainsi dire noyée. Quelquefois on fait bien aussi d'employer
en même temps une eau ferrugineuse plus ou moins forte,
soit à notre établissement, soit ailleurs, après le traitement par nos eaux thermales. — Si au contraire la constitution est très-susceptible, très-éréthique, si le système vasculaire est très-actif, si l'organisme réagit facilement et promptement, s'il n'existe encore aucune fièvre
rémittente, il y a indication pour l'emploi du Fürstenbrunn, ou de l'eau du Kesselbrunn refroidie de quelques
degrés au-dessous de la chaleur naturelle du corps, aux-
quels il faut presque toujours mêler une forte quantité
de lait ou de petit-lait. Les bains chauds ou très-chauds
sont ici tout à fait contre-indiqués ; mais les bains tièdes
peu prolongés font en général beaucoup de bien. L'affection a-t-elle marché progressivement jusqu'à un état de
consomption fébrile, la vie sanguine et la végétation sont-
elles descendues très-bas, si, de plus, tout l'extérieur

autorise à soupçonner des tubercules dans les poumons, ou si la présence de ceux-ci est constatée par l'exploration acoustique, alors l'effet des bains est en général funeste, ils ne font qu'accélérer la marche du mal. Dans ce cas on peut tout au plus *essayer* encore à la maison une de nos sources peu gazeuses, dont l'eau est attiédie et coupée avec du lait ou du petit-lait, essai qui quelquefois est encore couronné de succès, si l'on observe les précautions convenables, et si l'on emploie en même temps tous les autres moyens thérapeutiques indiqués.

Si la *suppuration de la membrane muqueuse* qui provient d'un catarrhe chronique, est encore simple, superficielle et bornée à une petite étendue, alors on peut permettre l'usage des eaux à l'intérieur aussi bien qu'à l'extérieur, pourvu qu'on ne perde pas de vue le caractère de la constitution et de la maladie indiquées plus haut. Mais là où une *destruction ulcéreuse* est déjà bien avancée, où celle-ci a déjà attaqué le tissu fibreux du larynx et de la trachée-artère, et même détruit en partie les cartilages de ces organes, là où la colliquation est imminente, là il faut interdire absolument tout traitement par les eaux thermales; si néanmoins on y a recours, il se venge par un insuccès incontestable. Ici on peut tout au plus espérer encore quelque résultat d'une cure de lait ou de petit-lait, et ce n'est qu'après celle-ci, et si son succès et les circonstances le permettent, qu'on peut *essayer* une boisson modérée de nos eaux.

Les catarrhes chroniques de la membrane muqueuse du tube intestinal, lors même qu'ils ont déjà un caractère blennorrhoïque, surtout s'ils sont combinés avec une dyscrasie goutteuse, hémorrhoïdale ou scrophuleuse, trouvent dans les eaux d'Ems un rémède excellent; ici on doit employer exclusivement le Kesselbrunn, bu à la source et à sa température naturelle, si toutefois d'autres circonstances ne s'y opposent; on peut aussi prendre simultanément et avec beaucoup de succès des bains chauds et doucement vivifiants.

Le même traitement est applicable aux *affections chroniques catarrhales des organes urinaires* et surtout *de la vessie*, avec cette modification cependant, qu'ici le Kesselbrunn doit être fortement coupé avec du lait ou du petit-lait, si les organes affectés sont très-susceptibles, comme c'est souvent le cas; si ceux-ci sont encore en état d'inflammation, l'usage interne doit être interdit; si au contraire ils se trouvent dans un état d'inertie et si de plus la vie sanguine est très-affaiblie, il faut recourir à une eau ferrugineuse qu'on emploiera simultanément ou après le traitement à nos eaux.

Les eaux thermales d'Ems jouissent aussi d'une vertu thérapeutique distinguée dans le *catarrhe chronique des parties génitales des femmes (fleurs blanches, leucorrhée)*, que cette affection ait son siége dans le vagin ou dans l'utérus, ou dans les deux parties à la fois. Elles sont principalement appropriées à cette espèce de leucorrhée qui, de même que les affections des membranes muqueuses dont nous venons de parler, est le symptôme, le reflet d'une affection constitutionnelle, telle que la goutte, les scrophules, les tubercules, les hémorrhoïdes, dont les germes sont toujours atteints par le principe médicamenteux de ces eaux ; elles sont encore indiquées contre cette espèce de leucorrhée qui s'est développée par sympathie, d'affections hystériques, surtout si cet écoulement est déjà compliqué d'une affection de la membrane muqueuse des voies respiratoires; enfin elles opèrent avec succès contre cette variété d'écoulement muqueux ou puriforme, qui est causée tantôt par un engorgement sous-inflammatoire de la totalité de la matrice ou seulement de son col, tantôt par une augmentation de volume d'une nature bénigne de ces parties, augmentation qui à son tour peut être la suite ou de congestions hémorrhoïdales ou des dépôts de matières morbides mentionnés ci-dessus. Si la source à boire est choisie et la température des bains simultanés fixée conformément à l'état de la malade, on obtiendra en beaucoup de cas un heureux résultat de nos eaux, surtout si en même temps on fait des injections d'eau thermale tiède. Ici de même, comme dans toutes les bleunorrhées de cette espèce, il faut passer très-souvent à l'usage d'eaux ferrugineuses plus ou moins gazeuses, aussitôt que la dyscrasie spécifique du sang est détruite, et qu'on remarque un certain degré d'atonie dans tout le système ou seulement dans la partie spécialement affectée. Mais si la leucorrhée est la suite d'un état squirrheux avancé des glandes muqueuses du vagin et de l'utérus, ou d'un carcinôme de ce dernier organe, alors les eaux d'Ems, au lieu de devenir salutaires, deviennent funestes, en favorisant la décomposition du sang par leurs propriétés dissolvantes et délayantes.

Il y a une autre maladie de l'appareil respiratoire qui a un grand rapport avec le catarrhe chronique de la membrane muqueuse bronchique, surtout en ce qui concerne la cause première de cette affection, cette maladie c'est *l'asthme*. A la rigueur elle doit être classée parmi les névroses, son symptôme principal consiste en une grande dyspnée dont les accès se déclarent avec une grande intensité, surtout dans la nuit et par un temps humide ; cette dyspnée est accompagnée d'une inspiration rauque, soufflante, accompagnée d'un tintement métallique, d'une grande oppression de la poitrine et d'angoisses. Vers la fin de l'attaque qui est d'une durée variable, se présente une toux par laquelle on expectore une grande quantité de glaires, expectoration qui est suivie d'une cessation complète de la dyspnée et d'une intermission parfaite. L'essence de cette maladie consiste dans une irritation périodique des nerfs sensitifs, qui se ramifient dans la membrane muqueuse bronchique ; cette irritation se propage en arrière à cette partie de la moelle épinière d'où sortent les nerfs moteurs de tout l'appareil respiratoire. En partant de cette partie de la moelle épinière, l'irritation, à chaque attaque de l'asthme, se propage non-seulement aux grands muscles qui concourent à la respiration, mais même aux fibres musculaires qui entourent les bronches et les ramifications les plus fines de celles-ci, il en résulte une contraction convulsive, un état pour ainsi dire tétanique qui cause un rétrécissement des ramifications bronchiques et des cellules aériennes ainsi qu'une dyspnée extrême. Ici très-souvent, comme dans

le catarrhe chronique, il ne faut pas chercher la source
du mal dans une affection primitive des organes de la
respiration, mais dans la cavité abdominale. Il faut surtout considérer comme cause déterminante de cette affection une circulation lente par la veine-porte, les hémorrhoïdes, qui, en stimulant sans cesse matériellement
ou par sympathie les ramifications de la membrane muqueuse des poumons, provoquent par là une disposition
excessive à cette névrose. La maladie désignée sous le
nom d'*asthme humide*, est à la rigueur identique avec la
blennorrhée pulmonaire, dont nous venons de parler,
l'une et l'autre provenant d'un état de paralysie des vaisseaux capillaires de la membrane muqueuse bronchique,
accompagnée d'une sécrétion de mucus très-abondant,
mais elles diffèrent dans leur terminaison, le catarrhe
blennorrhoïque bronchique dégénérant, si les circonstances sont favorables, en phthisie pituitaire, tandis que
l'asthme humide est suivi très-souvent d'une paralysie
soudaine et complète de tout l'appareil musculaire des
voies respiratoires, c'est-à-dire d'un catarrhe suffocant.
L'asthme est de même une des maladies qui se traitent
avec succès à Ems; un tel succès n'est pas seulement dé-
duit des rapports que nos eaux ont avec l'affection fondamentale et les organes respiratoires, mais il est aussi
constaté par des preuves nombreuses fournies par l'expérience. De toutes nos sources c'est le Kesselbrunn qui,
bu copieusement et à sa température originale, produit
ici des effets excellents, effets qui sont encore plus remarquables, si l'on emploie simultanément des bains

chauds ou très-chauds avec des douches sur la colonne
vertébrale. Par ce traitement les eaux parviennent très-
souvent à détruire le foyer du mal, à paralyser l'affinité
qu'ont les membranes muqueuses pour la matière dyscrasique, à anéantir la disposition des nerfs respiratoires
à la névrose et à amener de la sorte une guérison complète. Dans l'asthme combiné d'œdème des poumons,
dans les épanchements séreux dans les sacs de la plèvre
et dans le péricarde, dans les altérations organiques si-
multanées du cœur (l'hypertrophie, la dilatation, l'insuffisance des valvules du cœur), dans les anévrismes
des grands troncs vasculaires, les bains sont sinon absolument contre-indiqués, du moins rarement applicables,
mais la boisson modérée d'une source appropriée à l'état
individuel par ses effets généraux, peut être permise et
produit ordinairement de l'amélioration.

Nous mentionnerons encore un état morbide qui donne
souvent lieu à une visite à nos eaux ; savoir *l'épanchement*
de sang dans les voies respiratoires, le crachement du sang.
Il est vrai qu'en général il ne faut considérer ce phénomène que comme le symptôme d'une autre maladie ; et
non comme une forme de maladie particulière ; cependant
dans un traitement par les eaux thermales, le crachement de sang mérite une attention scrupuleuse. S'est-il
présenté dans une constitution très-reproductive, dans
une pléthore générale, sous l'influence d'une cause déterminante interne ou externe, telle que l'exercice corporel excessif, la course, la danse, l'ascension, l'abus
des boissons spiritueuses, etc., alors l'usage des eaux

d'Ems, toutes circonstances étant d'ailleurs égales, est décidément funeste. Si, au contraire, le crachement de sang provient d'irritations qui ont leur source dans une partie du corps plus ou moins éloignée des poumons, et qui ont sympathiquement affecté ceux-ci, s'il est la suite d'une congestion hémorrhoïdale anormale, d'engorgements encore curables du foie, de la rate, etc., et si de plus toutes ces affections primaires sont du ressort des eaux d'Ems, alors celles-ci agissent de même d'une manière favorable. Cependant l'usage interne d'une source tiède peut seul être permis ici, et les bains sont un remède hasardé et presque toujours absolument nuisible. Mais si le crachement de sang se présente pendant le traitement des tubercules pulmonaires et du catarrhe chronique, il est la suite tantôt de la destruction ulcéreuse de vaisseaux sanguins pulmonaires plus ou moins considérables, symptôme toujours grave, tantôt d'une exsudation, d'un épanchement du sang des vaisseaux capillaires du tissu cellulaire qui entoure les tubercules et qui se trouve dans un état de congestion. Dans ce dernier cas, le crachement de sang a une double signification, ou il est résulté d'une cause nuisible interne ou externe, comme il résulte très-souvent d'un exercice immodéré, d'un emploi trop abondant d'une source chaude, ou bien il est le symptôme d'une crise locale qu'il faut très-souvent considérer comme l'effet du traitement par nos eaux. On peut supposer que la cause déterminante du crachement de sang est cette dernière, si, dans le cours du traitement, on ne s'est rendu coupable d'aucune violation du régime pres-

crit , et qu'il n'y ait eu aucune erreur dans le choix de la
source et dans la manière de prendre les eaux ; en ce cas,
on regardera de tels saignements comme le résultat bien-
faisant des efforts critiques de la nature et on pourra par
conséquent les traiter par la méthode diététique et d'une
manière expectative, tant que n'étant pas excessifs, ils
ne donnent lieu à aucune crainte sérieuse. Par là on voit
aussi qu'on a tort de regarder le moindre crachement
de sang d'un œil inquiet et de le supprimer à sa première
apparition par des remèdes énergiques. Un tel crachement de sang présente en général le moins de danger s'il
a été provoqué par une marche pervertie des hémorrhoïdes. Mais quelle que soit la cause de ces saignements
pulmonaires, il faut toujours leur accorder une grande
attention et les traiter avec la plus grande circonspection.
On ne saurait indiquer des prescriptions spéciales pour le
traitement de ce symptôme, chaque cas particulier exi-
geant un traitement approprié à sa spécialité; cependant
les principes établis comme règle à suivre à nos eaux
dans le traitement des tubercules pulmonaires, trouvent
ici leur entière application ; il sera du reste sans doute
inutile de faire observer que, pendant tout crachement
de sang, il ne peut ni ne doit être bu la moindre quantité
d'eau minérale d'une source quelconque, il faut recourir
plutôt à un autre traitement jusqu'à ce que ce symptôme
parfois très-alarmant ait disparu.

Les eaux d'Ems peuvent-elles être utiles dans les *affections du cœur?* Ici je répondrai qu'il faut avant tout considérer la cause primitive de cette affection. Sans doute

que les affections de cet organe, qui proviennent d'une altération organique, telle que l'hypertrophie, l'atrophie, la dilatation des ventricules, l'insuffisance des valvules affectées d'ossifications ou d'autres altérations organiques, considérées isolément, ne sont nullement du ressort d'Ems. Mais par contre les affections du cœur qu'il faut considérer comme le reflet d'autres affections, comme le symptôme d'une anomalie qui n'a pas son siége dans le cœur même, mais dans une autre partie du corps (les affections du cœur qui ne sont pas dans le cœur, suivant l'expression d'Hufeland) et dont le foyer peut être atteint et détruit par les thermes, sont souvent traitées ici avec le meilleur succès. Il faut classer surtout dans cette catégorie les palpitations de cœur, et les anomalies dans le rhythme de ses actions, causées par l'hypocondrie, l'hystérie, la cardialgie, l'engorgement de la veine-porte, les irritations sympathiques, nerveuses du système ganglionaire, etc., ainsi que ces anomalies qui, provenant d'une cause goutteuse ou rhumatismale, se manifestent par des perturbations nerveuses, convulsives, dans les mouvements du cœur. Dans ces affections, c'est la spécialité du cas donné qui doit déterminer à employer les eaux exclusivement soit à l'intérieur soit à l'extérieur, ou à combiner les deux manières de leur emploi, mais en général les bains tièdes font ici beaucoup de bien.

Nos eaux ne sont pas moins efficaces contre la *maladie scrophuleuse* que contre les tubercules pulmonaires: les deux maladies ont leur source dans la digestion, l'assimilation, et l'hématose; mais les scrophules se distinguent des tubercules, en ce que les premières se manifestent par des produits morbides du système lymphatique et du système glandulaire, produits qui se forment d'un sang spécifiquement altéré. Si nous remontons encore plus haut pour trouver la cause première de cette maladie, nous reconnaîtrons que la dyscrasie scrophuleuse provient primitivement d'une diminution d'énergie dans l'innervation de toutes les parties des nerfs qui président à l'assimilation et à l'hématose; ceux-ci sont restés à un degré inférieur du développement organique, et dans cet état anormal ils ne sont aptes qu'à produire un sang vicié, dans lequel prédomine l'albumine, et qui ne contient qu'une faible proportion de fer et de fibrine; il s'ensuit qu'à son tour, ce sang d'une composition défectueuse, n'est apte qu'à produire une substance animale qui approche plus ou moins de la formation végétative. Dans la dyscrasie scrophuleuse, issue de cette préparation anormale du sang, prédominent aussi bien dans les sucs digestifs que dans le chyle et le sang, de même que dans les produits normaux et morbides des organes sécréteurs, certains acides, surtout l'acide oxalique et l'acide benzoïque, qui ne contiennent pas d'azote, par contre l'acide urique qui contient beaucoup d'azote y manque presque totalement. En général, on observe aussi dans l'affection scrophuleuse une augmentation d'activité dans les membranes muqueuses; celles-ci servent ici en guise de canaux déférents à la matière scrophuleuse qui circule dans le sang, et que les membranes muqueuses attirent et éliminent du corps sous forme de sécrétions albumineuses.

Les effets généraux des eaux d'Ems nous autorisent déjà à admettre qu'elles possèdent des vertus thérapeutiques spécifiques contre la maladie scrophuleuse ; or, celles-ci ont été de plus constatées maintes fois par l'expérience, qui place pour cela nos eaux à la tête des sources antiscrophuleuses. Fort de ma propre conviction basée sur les observations d'un grand nombre d'affections scrophuleuses que j'ai eu occasion de traiter par les eaux, à l'hôpital d'Ems, depuis neuf ans, je puis confirmer l'ancienne expérience, suivant laquelle nos eaux jouissent d'une insigne efficacité contre toutes les formes de scrophules lors même qu'elles ont déjà effectué leur dépôt sur la peau extérieure ou sur les membranes muqueuses, dans les os ou dans le système lymphatique et glandulaire.

Le traitement des scrophules par les eaux thermales d'Ems est le même que celui des tubercules pulmonaires détaillé plus haut. Ici, comme dans les tubercules, on peut admettre pour principe que, plus tôt on emploie les eaux, plus ón en obtient de succès ; elles agissent non-seulement d'une manière quasi-prophylactique, en détruisant le germe de l'affection, mais aussi comme un remède qui guérit, qui anéantit les scrophules déjà développées. Si nous n'avons encore affaire qu'à une disposition scrophuleuse, où par conséquent l'affection est encore pour ainsi dire latente, et où elle ne se manifeste pas encore par des dépôts matériels dans le système lymphatique et dans le système glandulaire, si de plus la forme donnée des scrophules est d'un caractère irritable, éré-

thique, il faut employer à l'intérieur une source tiède qui
contient peu d'acide carbonique, telle que le Fürstenbrunn ou l'eau du Kesselbrunn refroidie de quelques
degrés au-dessous de la chaleur naturelle du corps ; en
même temps on peut prendre avec succès des bains tièdes ;
mais là où la constitution porte le caractère d'inertie, là
où règne le manque d'irritabilité de l'organisme ; surtout dans le système des glandes lymphatiques, et dans
celui de la membrane muqueuse, là où en même temps
le système des vaisseaux sanguins manque d'énergie, il
faut recourir à un traitement vigoureux et stimulant ; ici
le Kesselbrunn bu à sa température originale, combiné,
suivant les circonstances, avec le Krænchen ou le Füs-
tenbrunn, produit les meilleurs effets, effets augmentés
encore par l'emploi simultané de bains vivifiants et même
excitants, qu'on prend quelquefois à la température de
trente degrés et au-dessus, sans qu'on s'en trouve mal,
mais qu'on supporte au contraire très-bien. Dans les cas
même où la dyscrasie scrophuleuse se manifeste déjà par
une destruction ulcéreuse considérable de la peau, des
glandes jugulaires, axillaires et inguinales, là où ce procès de destruction s'est emparé déjà des os, et y cause
des enflures et des caries, les eaux d'Ems employées
longtemps, copieusement et plusieurs années de suite,
produisent, dans bien des cas, des effets vraiment surprenants. — Si la dyscrasie scrophuleuse a affecté de préférence les membranes muqueuses, et surtout si elle a établi son siége dans la membrane muqueuse des poumons,
des organes urinaires et génitaux, nos eaux opèrent avec

le meilleur succès, comme nous l'avons déjà vu plus haut.
Mais elles ne sauraient être suppléées par aucune autre
source, si les poumons se trouvent déjà dans un état de
congestion ou d'irritation nerveuse qui menace de passer
promptement à l'état de tubercules; dans ce cas il faut la
plus grande circonspection, et, suivant les circonstances,
une grande restriction dans l'emploi des eaux d'Ems, car
ici, rarement les bains peuvent être permis. Les effets de
nos eaux ne sont pas moins salutaires, pourvu que le
mode de leur emploi soit adapté à l'état de l'individu.
lorsque les scrophules ont établi leur siége dans le système
des glandes lymphatiques du bas-ventre, surtout lorsque
les glandes mésentériques sont gonflées, et qu'elles menacent de passer à l'état d'atrophie par suite d'un ramollissement ou d'une ulcération tuberculeuse. Suivant
mes observations, une irritation chronique sous-inflammatoire du tissu qui entoure et enveloppe les glandes, ne
fait pas contre-indiquer l'emploi des bains tièdes, qui en
général font ici, au contraire, beaucoup de bien. On peut
même essayer encore les thermes, lorsque déjà des glandes
ont passé à l'état de ramollissement ou de suppuration
ulcéreuse, et que la nutrition générale n'est pas encore
descendue trop bas Quand même, dans ces circonstances,
on ne peut pas attendre beaucoup, du moins au commen-
cement, de l'usage interne, cependant très-souvent les
bains tièdes amènent encore un résultat favorable.

Dans aucune maladie constitutionnelle, dans aucune
dyscrasie sanguine spécifique, un traitement par une eau
thermale alcaline, suivi exactement, très-prolongé, et

6

souvent répété, n'est aussi impérieusement commandé
que dans une dyscrasie scrophuleuse invétérée. Si l'on s'y
soumet, on obtient des résultats qui quelquefois sont
vraiment étonnants, et qui peuvent rivaliser parfaite-
ment avec ceux qu'on obtient par les eaux salées iodurées et bromurées, sans que nous observions les effets
concomitants et successifs désagréables, que les eaux
ci-dessus mentionnées produisent très-souvent.

En recommandant les eaux alcalines contre les affections scrophuleuses, je n'ai nullement l'intention d'amoin-
drir la réputation que les eaux salées iodurées et bromurées ont acquise, à juste titre, contre ces mêmes
affections; je conviens, au contraire, que, dans bien
des cas, ces dernières ne sauraient être suppléées par
aucun autre moyen thérapeutique; mon unique but est
d'attirer davantage l'attention sur un remède avec lequel,
dans bien des cas, aucun autre ne saurait également rivaliser, et dont les vertus antiscrophuleuses n'ont pas été
assez appréciées dans les derniers temps. On a une telle
prévention en faveur des premières qu'on ne saurait, de
nos jours, parler de scrophules sans recommander en même
temps comme un antidote unique et souverain les eaux
salées iodurées et bromurées. Or, si nous établissons un
parallèle entre les effets antiscrophuleux des eaux thermales alcalines, et ceux des eaux iodurées et bromurées,
nous trouverons, d'après mes observations, les points de
départ suivants pour leur emploi dans la pratique.

1° Les eaux thermales alcalines, comme celles d'Ems,
méritent la préférence, si l'affection scrophuleuse est

encore à son premier degré de développement, si elle est
pour ainsi dire encore latente, et si, malgré une disposition générale à la formation de certains acides, il ne s'est
fait encore aucun dépôt de matière albumineuse; elles
méritent encore la préférence dans la forme irritable,
éréthique des scrophules, surtout lorsque celles-ci ont coaf-
fecté la membrane muqueuse des poumons, et qu'elles
menacent de passer à l'état tuberculeux des poumons;
enfin on doit leur accorder la préférence là où, malgré
une constitution inerte, il existe des irritations inflammatoires dans quelque organe noble, comme, par exemple,
les poumons, tandis que dans d'autres il se manifeste une
torpeur extrême.

2° Dans cette forme des scrophules dont le caractère
n'est, pour ainsi dire, pas dessiné et qui tient le milieu
entre la forme éréthique et la forme atonique, les deux
espèces d'eaux minérales en question, employées à une
durée égale, se trouvent sur la même ligne sous le rapport de leurs effets.

3° Mais les eaux salées iodurées et bromurées doivent
être préférées partout où la dyscrasie scrophuleuse, accompagnée d'une extrême inertie et d'une grande laxité
des fibres, en est venue à l'extrémité, et où du foyer
dyscrasique, encore existant ou déjà détruit, il s'est
établi des productions anormales et parasites.

Un vaste champ se présente à l'efficacité des eaux
d'Ems dans les anomalies désignées sous les noms *d'engorgements du système de la veine-porte, d'hémorrhoïdes
et de pléthore abdominale.* Ces affections ont pour cause

primitive un mouvement trop ralenti du sang à travers
la veine-porte et une dilatation passive du tronc et des
rameaux de ce vaisseau sanguin ; par là celui-ci est en-
gorgé, et les éléments constituants du sang, inutiles à la
vie, ne sont pas soumis, dans la proportion requise, à
la décomposition et à l'élimination normales. Cet état
morbide est favorisé principalement par la laxité du
système veineux et par l'inertie du foie, organe purifi-
cateur. S'il existe des engorgements dans le tronc de la
veine-porte, l'afflux du sang des veines du bas-ventre
et du bassin vers celle-ci sera ralenti à son tour, surtout
si l'influence du mouvement des muscles sur les veines
dilatées et privées de leur contractilité, comme il arrive
par suite d'une vie trop sédentaire, a été tellement diminuée que ces veines ne peuvent pas suffisamment, ou
même pas du tout effectuer le mouvement du sang. Dans
cette position toute la masse du sang prend un caractère
plus ou moins veineux ; de là secondairement diminution
de chaleur, congestion passive dans les poumons, dyspnée
qui ne provient pas primitivement d'une affection morbide des poumons, mais d'une métamorphose du sang
incomplétement effectuée dans les cellules aériennes. Or
cet état morbide du système veineux en général et de
la veine-porte spécialement peut causer une foule de
symptômes morbides des plus variés, qui se manifestent
tantôt par la perturbation dans les fonctions d'un ou de
plusieurs organes, tantôt seulement dans la sphère des
sensations, dans le sentiment général par des symptômes
variés et indéterminés, par un sentiment de malaise gé-

néral, une mauvaise humeur, etc. Mais la dilatation morbide des vaisseaux veineux et de la veine-porte a ses limites; car si celles-ci ont encore un certain degré de contractilité, elles sont portées à des réactions qui se propagent jusqu'à leurs racines et qui les déterminent à l'évacuation de leur contenu morbidement augmenté. Mais si la faiblesse est déjà parvenue à un certain degré, et si la contractilité des veines est tout à fait annulée, toute évacuation devient impossible. Ordinairement, et dans le cas le plus heureux, la nature choisit le gros intestin pour faire par lui l'élimination de telles substances sanguines, connues sous le nom de flux hémorrhoïdal, d'hémorrhoïdes coulantes, et amène par là quelque soulagement pour un certain temps, mais pas la guérison si le foyer du mal n'a pas été détruit et si les causes occasionnelles agissent encore. Dans bien des cas les vaisseaux hémorrhoïdaux manquent de l'énergie et de la contractilité nécessaires pour se débarrasser du sang qui y est stagnant; par contre d'autres parties du système veineux se chargent des fonctions sécrétoires auxquelles la nature a destiné les vaisseaux hémorrhoïdaux, de là viennent des symptômes d'hémorrhoïdes anormales qui se manifestent par des congestions veineuses vers la partie supérieure du canal intestinal, vers les poumons, le cœur, la vessie, l'utérus, la moelle épinière, etc. Or, ces déviations des hémorrhoïdes sont toujours, surtout lorsqu'elles son accompagnées d'une élimination sanguine, des symptômes qui exigent toute notre attention et peuvent même amener le résultat le plus funeste. Ici il est du devoir de l'art de détourner ces congestions hémorrhoïdales anormales d'organes plus ou moins indispensables à la conservation de la santé et de la vie, et de les diriger vers les parties du corps moins nobles.

Si l'affection de la veine-porte, la constitution veineuse du sang saturé de principes usés en partie ou totalement, et qui ne peuvent plus servir à la nutrition, n'a pas encore quitté son foyer général, si, par conséquent, elle ne constitue encore qu'une maladie de toute la masse du sang, même du sang artériel, qui n'a encore amené aucune métamorphose considérable dans la structure de quelque organe, alors nos eaux thermales sont d'une efficacité remarquable en faisant agir pleinement leurs vertus thérapeutiques qui proviennent de leurs qualités délayantes, dissolvantes, qui régularisent l'hématose et activent les organes sécréteurs et excréteurs. Leur efficacité sera encore plus prononcée si cette affection est accompagnée d'une irritabilité excessive du système nerveux et d'une tendance particulière à former des acides. Cette affection permet ordinairement l'emploi des eaux à l'intérieur comme à l'extérieur ; cependant la méthode de leur emploi et le choix de la source dépend ici, de même que dans les autres cas nombreux déjà cités, du caractère général de la constitution, de la manière dont les organes individuels ou ses systèmes entiers fonctionnent et réagissent. Dans la plupart des cas il faut faire précéder le traitement de l'emploi d'eaux minérales énergiquement dissolvantes et laxatives, prises chaudes ou froides, telles que les eaux qui contiennent le muriate et le sulfate de soude comme parties constituantes principales, etc., et il faut les faire suivre de l'emploi d'une eau ferrugineuse très-gazeuse; ordinairement on obtient de très-bons effets dans la disposition à la constipation en ajoutant à nos eaux du petit-lait ou un sel laxatif, tel que le sel de Carlsbad, de Glauber ou le sel amer, et dans ce cas les lavements d'eau thermale peuvent être pris avec le meilleur succès.

De l'exposition générale de l'état morbide, qui est la cause première des affections de la veine-porte, il est facile de déduire les rapports thérapeutiques que les eaux d'Ems auront avec les affections prononcées qui se sont peu à peu développées de cet état veineux. Il sera par là tout aussi facile de décider dans quel cas de crampe de l'estomac, de jaunisse, de vomissement chronique, d'aigreur dans l'estomac l'emploi de nos eaux sera salutaire. On trouvera de même aussi facilement que nos thermes ne peuvent être employés avec avantage dans les engorgements du foie, de la rate, de l'utérus, etc., que quand ils proviennent de stases passives du sang ou quand ils résultent de dépôts albumineux ou fibreux encore dissolubles qui se sont effectués dans le tissu de ces organes. Mais nos eaux seront toujours inefficaces s'il y existe déjà des formations anormales organiques devenues indépendantes de leur foyer primitif.

Jusqu'ici on n'a pas encore recueilli des observations suffisantes pour pouvoir avancer si nos eaux peuvent aussi dissoudre les calculs biliaires; mais il est hors de doute que le fiel, anormalement épaissi, en éprouve des effets dissolvants et délayants.

Il est bien singulier que de nos jours l'emploi de nos eaux alcalines contre la goutte soit, sans raison suffisante, presque tout à fait tombé en désuétude, tandis que dans les siècles précédents une quantité de goutteux venaient s'y traiter. Je conviens que plusieurs formes de cette maladie se guérissent plus sûrement et plus promptement à d'autres sources, telles que celles de Wiesbade et de Carlsbad; cependant il y a bien des cas où les eaux d'Ems sont tout aussi salutaires, et d'autres où elles le sont même davantage. Ce serait méconnaître les lois les plus simples de l'analogie et nier les preuves fournies par l'expérience, que de refuser aux eaux d'Ems des vertus antiarthritiques. La goutte est, comme tout le monde le sait, une maladie qui a un grand rapport avec la pléthore veineuse dont nous venons de parler, et qui, comme elle, a ses racines implantées dans le terrain d'une hématose anormale qui se manifeste dans ses produits en qualité de dyscrasie goutteuse, caractérisée par l'acide urique et par d'autres affections subséquentes. Or si, en général, les eaux d'Ems agissent très-efficacement contre cette anomalie veineuse, comme nous l'avons vu, on ne saurait douter qu'elles exerceront aussi une influence salutaire sur la goutte, ce qui d'ailleurs est prouvé aussi par l'expérience. Ne voyons-nous pas que de nos jours les eaux thermales de Tœplitz et de Vichy, qui, comme les eaux d'Ems, contiennent le bicarbonate de soude comme partie constituante principale, les premières en plus grande proportion et les dernières en plus petite que nos eaux, ne sont employées presque exclusivement que contre les affections qui proviennent d'un germe goutteux ? Or, si nous examinons la chose de plus près, nous trouverons que, si, malgré la composition chimique presque égale de ces trois sources, les deux premières sont employées plus fréquemment que celles d'Ems contre les maladies goutteuses et leurs produits morbides, il faut en chercher le motif uniquement dans la manière d'employer les deux sources en question. En effet, à Tœplitz on emploie ordinairement les bains vivifiants et encore davantage les bains excitants, ainsi que des douches très-chaudes ; à Vichy on boit longtemps et copieusement jusqu'à vingt et trente gobelets par jour ; on y prend des douches et des bains chauds et prolongés. Rarement on a lieu de traiter à Ems la goutte atonique et destructive, excepté à l'hôpital où elle se présente encore très-souvent et où elle est combattue avantageusement par l'emploi d'une méthode énergique, par des potions copieuses et chaudes, par des douches rigoureuses et des bains très-chauds. Mais si la goutte a un caractère éréthique, si elle a affecté des personnes jeunes et sensibles, surtout les femmes à l'âge critique, si de plus elle est combinée avec des affections des membranes muqueuses, alors les eaux d'Ems, convenablement appliquées, ne seront surpassées par aucune autre source.

Elles possèdent les mêmes vertus contre les *affections rhumatismales chroniques.* Ici de même, c'est la pratique de l'hôpital qui m'a fourni les preuves les plus irréfragables de leurs vertus antirhumatismales. J'ai trouvé qu'elles sont très-efficaces dans le rhumatisme simple chronique des muscles et des parties fibreuses aussi bien que dans les affections consécutives et les résidus des rhumatismes aigus, surtout dans l'ischias, les sémiparalysies rhumatismales des extrémités inférieures et supérieures, et dans les enflures rhumatismales atoniques des articulations. Dans les contractures rhumatismales, et dans ces ankyloses imparfaites qui sont la suite d'une inflammation rhumatismale des articulations, nos eaux effectuent le même résultat que les autres sources analogues, c'est-à-dire, les produits de la maladie précédente sont, suivant leur degré de curabilité, tantôt guéris, tantôt seulement améliorés, et tantôt ils persistent dans le même état. Dans les affections rhumatismales qui se présentent souvent combinées avec la goutte, avec les scrophules et avec la pléthore abdominale, le traitement thermal doit être dirigé suivant les mêmes principes que nous avons indiqués dans le traitement de la goutte. Mais les eaux d'Ems sont surtout très-appropriées à cette variété des affections rhumatismales qui se distingue par une sensibilité excessive, et par une disposition névrotique du système cutané. On peut d'autant moins douter qu'elles exercent une influence spécifique sur ces affections rhumatismales, si nous nous rappelons les effets généraux et particuliers de nos eaux thermales, et si nous n'oublions pas qu'une de leurs propriétés principales est de neutraliser les acides, puisque les éliminations matérielles dans les rhumatismes sont incontestablement d'un caractère acide.

Après les différentes affections des voies respiratoires, c'est contre les maladies caractérisées par des *perturba-*

tions dans les fonctions du système nerveux, qu'on vient le
plus souvent recourir aux eaux d'Ems : aussi la réputation dont elles jouissent contre ces états morbides est-elle
trop solidement établie par l'expérience pour avoir à re-
douter la moindre atteinte, et cela d'autant moins, si l'on
compare leurs effets généraux avec les causes primitives
qui dans la plupart des cas sont la source de ces anomalies du système nerveux. En effet, il est constant, que
rarement elles ont pour unique cause un vice du système
nerveux, qu'elles ne sont même que le symptôme secondaire, le reflet d'un vice général de la nutrition, et que
très-souvent elles surgissent de perturbations dans les
fonctions de la veine-porte. Ce qu'on désigne du nom de
faiblesse des nerfs, *de constitution délicate*, *nerveuse*, provient surtout de cette nutrition anormale de tout le corps,
dont nous avons traité plus haut sous le nom d'affaiblisse
ment de la nutrition ; la cause première de cet état morbide consiste, comme nous l'avons vu à ce sujet, dans
une anomalie de l'hématose et de la nutrition de l'organisme dans sa totalité, par suite de laquelle, la constitution, tout en paraissant inaltérée, a contracté une extrême délicatesse, caractérisée surtout par des symptômes
d'un sensibilité excessive, accompagnée d'un manque
d'énergie et de durée dans les fonctions vitales, par une
perturbation dans les rapports entre le système irritable
et le système nerveux, par des dispositions aux spasmes,
à la migraine, aux vertiges, à l'insomnie, etc.

Si nos eaux sont déjà d'une grande efficacité dans la
constitution nerveuse et délicate qui ne s'annonce encore

que par des symptômes vagues, elles ne le sont pas moins
dans *les formes déterminées de perturbations du système ner-*
veux, qui proviennent de la même source ; c'est dans cette
catégorie qu'il faut ranger surtout *l'hypocondrie, l'hystérie,*
affections qui se manifestent sous des formes si bizarres
et si variées, ainsi que l'espèce de ces maladies où des
stases de sang dans la cavité abdominale jouent un rôle
ouvert ou secret, et affaiblissent les rapports qui existent
entre les organes.

Par ce qui précède, il est aisé de désigner les autres
formes de névroses et de névralgies, par exemple, *la*
chorée, le tic douloureux, etc., contre lesquelles les eaux
d'Ems peuvent devenir salutaires. Il n'est pas vraisem-
blable qu'elles agissent efficacement contre l'épilepsie en
général, et jusqu'ici on n'a recueilli aucune observation
à ce sujet ; cependant cette variété de l'épilepsie et de la
chorée qui se présente quelquefois, dans les deux sexes,
dans la période de la puberté, et qui n'est pas accompagnée d'une pléthore générale et d'une altération de structure dans les centres nerveux, pourrait espérer quelque
succès des eaux d'Ems. Mais les paralysies provenant
d'apoplexies n'ont presque rien à attendre de nos sources.

Si jusqu'ici nous avons trouvé dans les eaux d'Ems un
moyen thérapeutique qui pénètre l'organisme doucement,
mais pourtant efficacement, qui corrige l'hématose et la
nutrition, qui régularise la circulation du sang, qui dissout et liquéfie des dépôts et des engorgements, qui calme
l'irritabilité excessive, etc., on ne pourra pas douter qu'en
vertu de ces qualités altérantes, elles ne constituent un

excellent remède contre un grand nombre de perturbations dans les fonctions du système nerveux. Mais à part
ces propriétés générales, elles agissent encore d'une manière spécifique sur la végétation et la métamorphose
dans les nerfs et dans leurs parties centrales ; en effet,
l'alcali qui fait la partie constituante principale de nos
eaux , nous est connu comme une substance qui est en
rapport particulier avec la formation et la métamorphose
de la substance nerveuse, composée principalement d'albumine , et c'est sans doute dans cet effet purement médicamenteux, qu'il sera permis de chercher la raison pourquoi l'emploi des eaux d'Ems est si souvent couronné de
succès si étonnants dans les maladies qui proviennent
d'une altération dans la vie du système nerveux.

Quant au mode de leur emploi contre ces affections,
il dépend surtout de l'état individuel du malade, principalement puisque l'organisme , dans ses réactions contre
les moyens thérapeutiques mis en contact avec lui, ne
manifeste nulle part une bizarrerie aussi grande que dans
ces accidents nerveux qui se présentent sous des formes
si variées. On ne saurait donc fixer d'avance aucun degré de la température des bains à prendre ; l'expérience
seule doit ici servir de guide ; mais il faut pour cela la
plus grande circonspection. En général, ce sont les bains
tièdes, calmants, qu'il faut essayer. Le choix de la source
à boire n'est pas moins difficile , tantôt c'est le Kesselbrunn qui produit le meilleur effet, tantôt c'est le Fürstenbrunn ou le Krænchen, et souvent les singularités du
système nerveux mettent en défaut le calcul le mieux

combiné du médecin. Quelquefois même le malade ne
peut supporter aucune source ; l'estomac, semblable à la
sensitive, réagit contre la moindre quantité d'eau mise en
contact avec lui, il manifeste contre elle une antipathie
prononcée, en rejetant l'eau à l'extérieur. Dans ces bi-
zarreries on ne doit pas continuer à boire suivant la méthode ordinaire ; il faut, au contraire, changer celle-ci,
la source et sa température ; il faut choisir un autre temps
pour prendre les eaux, et couper celles-ci avec du lait.
Il y a des estomacs qui, étant à jeun, ne supportent aucune eau thermale ; dans ce cas il faut souvent la faire
boire tiède ou refroidie, entre le déjeuner et le dîner, ou
seulement le soir. Si, en agissant de la sorte, on n'obtient
pas non plus le but désiré, il faut revenir à l'emploi exclusif des bains et des clystères, pourvu que ceux-ci ne
soient pas également repoussés par l'humeur du système
nerveux. Quelquefois il est même bon de combiner l'usage
des bains avec la potion d'une eau acidule et peu ferrugineuse. Les affections des *voies urinaires,* qui trouvent à
Ems leur guérison ou une amélioration, sont toutes des
symptômes ou des produits de procès morbides généraux,
dont la cause primitive est du ressort des eaux d'Ems.
Comme nous en avons déjà parlé, il suffira de renvoyer
à ce que nous avons dit du catarrhe et des hémorrhoïdes
de la vessie, ainsi que de leur rapport avec les eaux thermales d'Ems ; relativement à la dernière de ces deux affections, je fais observer qu'il est absolument nuisible
de boire les eaux pendant les écoulements sanguins des
voies urinaires, provenant de congestions hémorrhoïdales

anormales; elles ne font, dans ce cas, qu'augmenter ce symptôme, qu'il faut chercher à faire disparaître par d'autres moyens thérapeutiques, avant de songer à prendre les eaux, et quand une fois on peut les prendre, il faut les mêler de beaucoup de lait ou de petit-lait. Au reste, le degré d'irritabilité générale ou locale des parties affectées doit seul nous guider, lorsque nous décidons si, pendant la durée de ces écoulements, les bains peuvent être permis ou non.

La *gravelle, les calculs urinaires*, concrétions dans lesquelles entre l'acide urique, sont absolument, comme les affections morbides ci-dessus mentionnées, le produit d'une affection constitutionnelle, c'est-à-dire, de la constitution goutteuse, qui trouve son remède à Ems aussi bien qu'à Vichy ou à Carlsbade. Or, que la lithiasie provienne d'une telle dyscrasie goutteuse, ou qu'elle provienne d'une formation relativement excessive d'acide urique ou d'urate d'ammoniac, qui est le produit d'autres causes, le premier effet que nos eaux opèrent dans cette affection, est un effet purement chimique; par le bicarbonate de soude introduit dans le corps, soit par l'usage interne, soit par l'usage externe, l'urine devient alcaline et redissout en partie ou totalement les précipités et les concrétions d'acide urique qui s'étaient déjà formés. Mais cette neutralisation, cette dissolution ne fait pas encore atteindre tout à fait le but: pour y parvenir, il faut anéantir aussi le foyer de formation de ces concrétions; or, celles-ci, provenant d'un principe goutteux plus ou moins patent, principe toujours attaqué avec succès par les eaux d'Ems, il s'ensuit qu'avec la cessation du procès morbide goutteux, la formation de concrétions urinaires est aussi supprimée. Outre ces effets de nos eaux qui rendent les urines alcalines, on observe aussi fréquemment que pendant le traitement thermal il sort de la gravelle abondante, et même de petits calculs urinaires, phénomène qu'il faut attribuer à la vertu particulière à toutes les eaux alcalines, d'élever la force propulsive des organes urinaires.

Jusqu'ici il n'est pas encore décidé si les eaux d'Ems doivent être considérées aussi comme un moyen thérapeutique contre le *diabète sucré;* mais on a lieu d'en douter, puisque dans les cas peu nombreux qui ont été traités ici, le rétablissement n'a pas été constant, mais seulement passager. Cependant leur influence salutaire contre le *diabète insipide symptomatique* est moins douteuse, si cette affection provient des causes jurqu'ici fréquemment exposées, par exemple de l'hypocondrie, de l'hystérie, etc., qui sont susceptibles d'être guéries par nos eaux. Dans cette affection, ce sont surtout les bains, et dans bien des cas les bains exclusivement qu'il faut employer.

Les eaux d'Ems se sont acquis une renommée particulière contre *les maladies des organes sexuels des femmes,* surtout contre les perturbations de leurs fonctions; dans cette classe d'affections il faut ranger principalement : les anomalies des menstrues, la disposition aux avortements, l'engorgement bénin de l'utérus et de ses annexes, le catarrhe de la membrane muqueuse du vagin et de l'utérus. Mais leur efficacité est surtout très-bienfaisante dans la

colique menstruelle et dans les anomalies des règles à
l'époque de la puberté, surtout si l'on a affaire à une
constitution scrophuleuse ou tuberculeuse et très-sensible, si le flux menstruel n'est pas assez abondant, ou
s'il n'a pas son type normal. Ces perturbations dans la
vie sexuelle des femmes sont engendrées très-souvent
par des états morbides déjà mentionnés et qui peuvent
être guéris par nos eaux thermales. On ne peut pas nier
non plus, et l'expérience journalière le prouve suffisamment, que nos eaux doivent être considérées comme un
moyen thérapeutique qui agit énergiquement sur la vitalité de la sphère sexuelle, qui dans bien des cas l'altère
et la régularise d'une manière spécifique. Mais expliquer
comment et pourquoi cette relation spécifique de nos
eaux avec la vie utérine s'établit, est pour nous un pro-
blème aussi difficile à résoudre que le sont les effets
spécifiques d'autres remèdes, par exemple du mercure,
de l'opium, de la quinine, etc., sur des organes individuels ou sur des systèmes entiers. Les eaux d'Ems
agissent à l'époque de la décrépitude, dans l'âge critique
aussi avantageusement qu'à l'époque du développement
de la vie sexuelle des femmes, en combattant vigou-
reusement l'état veineux généralement élevé dans cette
époque, et en contribuant à faire disparaître l'état de
congestion et de stase hémorrhoïdale dans lequel se
trouvent les organes sexuels.

Les eaux d'Ems employées contre *le squirrhe, le carcinôme de l'utérus,* surtout lorsque ces affections sont déjà
combinées avec des écoulements sanguins abondants, sont

7

aussi inefficaces qu'elles le sont contre les déplacements de cet organe, qui proviennent d'un relâchement local des ligaments de la matrice, ou qui résultent de changements de structure devenus organiques, issus eux-mêmes d'une inflammation aiguë ou chronique des organes de la cavité du bassin.

Nous ne saurions tracer aucune règle générale à suivre dans le traitement thermal de ces anomalies dans les fonctions ou dans la structure des parties génitales des femmes, celui-ci dépendant de l'état individuel de la constitution et de la cause primitive de l'affection; cependant un traitement vigoureux sera ici d'autant plus approprié que les causes les plus fréquentes de ces anomalies sont d'une nature générale ou locale qui permet ordinairement la boisson, les bains et les lavements, suivant l'état de l'individu.

Il est encore un objet qui a les plus grands rapports avec les affections dont nous venons de parler, et à cause duquel les eaux d'Ems jouissent de la réputation la plus ancienne et la plus répandue parmi toutes les sources minérales, savoir *la stérilité des femmes*. La cause de ce défaut provenant d'une de ces sources générales ou locales avec lesquelles les eaux d'Ems peuvent entrer en relation thérapeutique, elles contribueront beaucoup, toutes circonstances étant d'ailleurs favorables, à obtenir le résultat désiré. Là où la cause de la stérilité est basée sur une sensibilité excessive de tout le système ou seulement des organes sexuels, là où des obstacles matériels ou des désordres dans les fonctions, par exemple des congestions hémorrhoïdales vers l'utérus, des fleurs blanches, des anomalies dans la menstruation s'opposent encore à l'accomplissement des vœux les plus ardents, là les eaux d'Ems agissent énergiquement, soit à l'intérieur, soit à l'extérieur, comme remède altérant, en diminuant la sensibilité anormalement élevée des parties en question, en dissolvant les engorgements qui y existent, en faisant rentrer les fonctions de l'utérus dans leurs limites naturelles et en ramenant la vie spécifique des organes sexuels à son état normal.

Pour obtenir ce but, l'emploi de la douche ascendante dite *Bubenquelle* (source des enfants), doit être restreint aux cas où un tempérament phlegmatique, un état inerte, atonique de l'utérus et des autres organes sexuels et une susceptibilité trop basse de ceux-ci en comparaison de celle des autres organes, sont la cause de la stérilité et où il s'agit de réveiller la vie sexuelle qui n'est pas encore développée; mais dans la sensibilité trop élevée, dans les menstrues trop abondantes, dans les fleurs blanches, dans les squirrhes du col de l'utérus, dans les excroissances polypeuses, dans les déplacements de la matrice, en un mot dans tous les obstacles mécaniques qui s'opposent à la conception, l'emploi de la douche ascendante est absolument contre-indiqué; c'est pour cela qu'aucune femme ne devrait s'en servir sans avoir auparavant pris l'avis du médecin, ce que malheureusement on néglige trop souvent; aussi ces douches, employées mal à propos, font-elles obtenir, outre maint autre résultat funeste, précisément le contraire de ce qu'on croyait obtenir.

Nos eaux ne mènent pas à un meilleur résultat que dans tout obstacle mécanique et matériel qu'on ne peut pas écarter, dans cette variété de la stérilité qui provient d'un manque de développement organique de l'utérus, à l'âge de la puberté, et où, par suite de ce défaut organique, la vie sexuelle proprement dite n'est parvenue qu'imparfaitement ou même pas du tout jusqu'à son développement normal. L'exploration ne nous fait trouver dans ce cas qu'un utérus qui ne diffère guère de celui d'un enfant. Trois fois j'ai eu lieu d'observer cette anomalie de développement, et dans les trois cas, quoique d'ailleurs la santé générale fût complète, la menstruation n'avait pas eu lieu depuis plusieurs années, après qu'elle n'était apparue que de temps en temps et en très-petite quantité. Sous le rapport corporel, chacune de ces trois femmes portait le caractère d'une femme hommasse, d'une virago.

Il y a une autre affection du sexe qui a beaucoup de rapport avec les perturbations dans les fonctions de la sphère génitale des femmes, savoir : la *chlorose, les pâles couleurs.* Si cette maladie n'est pas encore parvenue à son extrémité, nos eaux agissent sur elle d'une manière très-bienfaisante, succès qui s'explique par la nature de cette affection qui consiste essentiellement dans une assimilation et dans une hématose imparfaites et secondairement dans une nutrition anormale. La vie organique, dans cette maladie aujourd'hui si fréquente, est descendue à un degré très-bas, au degré végétatif; les fluides nourriciers fournis par la digestion, n'ont pas le type de composi-

tion animale indispensable, il y a diminution de fibrine
et augmentation disproportionnée d'albumine. La menstruation ne peut pas parvenir à son développement
normal, puisque le sang lui-même n'y est pas parvenu
non plus. Si cette affection est accompagnée, comme elle
l'est très-souvent, d'une sensibilité excessive, d'une
grande excitabilité sans énergie durable, si la force di-
gestive est très-affaiblie, la malade ordinairement ne
supporte ni les eaux très-gazeuses ni les eaux très-fer-
rugineuses; au contraire celles-ci ne font qu'augmenter
la dyspepsie, la disposition spasmatique de l'appareil di
gestif, et causent des congestions en excitant fortement
le système des vaisseaux sanguins. Les eaux d'Ems sont
un remède presque souverain contre cette affection; elles
calment la sensibilité excessive générale, elles ramènent
l'harmonie dans les fonctions dynamiques, elles augmentent et règlent doucement la reproduction. Outre les
bains, soigneusement réglés, combinés avec des fric-
tions et quelquefois avec des douchès dirigées sur la co-
lonnè vertébrale, on peut boire déjà à Ems avec beaucoup de succès, après un traitement thermal de quelques
jours, une eau ferrugineuse faible, qu'on fait suivre
plus tard d'une eau ferrugineuse plus forte, pour mettre
par là la dernière main à l'édifice reconstruit. Le teint
pâle de la jeune fille fait place alors à une légère couleur de rose, qui est l'aurore d'un nouveau jour se-
rein. La dyspepsie, les palpitations de cœur, les oppres-
sions de poitrine disparaissent, la force des muscles
revient à vue d'œil, la vie organique entière se remet à

l'unisson, en un mot, tous les symptômes annoncent le retour d'une hématose normale, à laquelle on n'a plus qu'à apposer le sceau par l'usage d'une eau fortement ferrugineuse.

Un médecin raisonnable n'aura sans doute jamais soutenu qu'une *hydropisie véritable*, accompagnée de désorganisations indissolubles et d'un grand affaiblissement de la vie sanguine (véritable cachexie), ait été jamais guérie radicalement par une eau minérale quelconque ; les eaux d'Ems ne feront donc pas d'exception non plus ; au contraire, elles ne feront qu'accélérer le procès de dissolution au lieu de le restreindre et de le diminuer. Cependant il est constaté par l'expérience que des exsudations séreuses qui proviennent d'une inflammation aiguë ou chronique des membranes séreuses, par exemple, de la plèvre, du péritoine, de l'enveloppe séreuse du foie et des ovaires, ont été traitées avec succès aux eaux d'Ems. Ici, c'est la spécialité du cas et la constitution du malade qui doivent déterminer le médecin à ordonner l'emploi interne exclusif de l'eau, ce qui a lieu le plus souvent, ou à permettre en même temps les bains. Si les eaux thermales ne sont pas assez efficaces pour détruire seules la maladie, elles augmentent cependant par leurs propriétés spécifiques l'activité des vaisseaux absorbants et la sécrétion des urines, et par cette vertu elles viennent puissamment à l'appui d'autres moyens thérapeutiques appropriés. Les eaux d'Ems produisent un effet semblable dans *une production anormale de graisse*, surtout lorsque cette aberration de la nutrition normale se présente chez les femmes,

et qu'elle est accompagnée d'une menstruation trop faible
ou totalement supprimée. Nous avons souvent lieu d'observer ici que l'excès d'embonpoint diminue beaucoup,
surtout par suite d'un traitement thermal prolongé.
Mais dans l'*obésité véritable,* dans la *polysarcie,* nos eaux
seules ne sont pas suffisantes, elles doivent plutôt être
remplacées par d'autres moyens thérapeutiques plus vigoureux ; cependant on peut très-bien les employer simultanément, vu leurs vertus altérantes, dissolvantes et fon-
dantes.

Les eaux d'Ems ne produisent un bon résultat dans
les *maladies cutanées chroniques,* que quand celles-ci proviennent d'une composition dyscrasique du sang, qui peut
être corrigée par les eaux ; elles obtiennent un succès
constant dans les maladies cutanées scrophuleuses, et dans
les dartres hémorrhoïdales. Mais si après la destruction et
l'extinction de son foyer, la maladie cutanée impétigi-
neuse s'est établie sur la peau comme indépendante de
celui-là, et comme véritable parasite, alors il est inutile
de combattre cette affection par les eaux d'Ems ; on peut
bien en obtenir une amélioration momentanée, mais elle
n'est pas de durée.

Par les développements que nous avons donnés jusqu'ici,
nous avons fait connaître d'un côté les cas qui justifient
l'emploi des eaux d'Ems, d'un autre côté ceux où l'état
général ou particulier exige une grande circonspection
dans leur emploi, ou commande même de les interdire.
Il est certain aussi que l'état de chaque individu don-
nant une indication particulière, il faut abandonner dans

le choix du remède bien des choses à l'avis et au jugement du médecin. Mais avant de terminer, je me fais encore une fois un devoir de déclarer *que toute consomption de l'organisme, avancée jusqu'à un certain point, quelle que soit son origine, n'a plus de chances de guérison à espérer des eaux d'Ems.* Quelque difficulté qu'éprouve le médecin, quelque perspicacité qu'il faille en général pour décider avec certitude de l'incurabilité absolue d'une affection, et quoique le succès d'une méthode curative dépasse *quelquefois* l'espérance la plus présomptueuse, et donne le démenti à un calcul quasi-mathématique, cependant il est certain qu'il y a un grand nombre de cas où l'emploi de toute eau thermale, fût-elle du reste la plus bénigne, ne fera qu'accélérer la dissolution de l'organisme, et trancher d'autant plus promptement les faibles fils qui rattachent encore au corps la vie dépérissante. Si la force vitale est consumée à un certain degré toujours difficile à déterminer, si la décomposition des humeurs est déjà très-avancée; si quelques organes indispensables à la vie sont déjà en grande partie détruits par l'acte de la décomposition, si la digestion est déjà tellement affaiblie que la nutrition ne peut plus se faire que par le lait de nourrice et l'arrowroot; si elle est par conséquent à deux doigts d'une paralysie complète ; si donc, on ne peut plus raisonnablement supposer que le seul but de l'emploi des eaux thermales, *une métamorphose et une reproduction normales de tout le corps*, puisse être atteint, alors l'emploi d'une eau thermale quelconque, *même de celle d'Ems*, est très-téméraire et très-dangereux. On a beau chercher à tenir, au degré le plus bas possible, la réaction amenée par l'eau, celle-ci n'opère cependant plus d'effets salutaires, puisqu'elle ne fait que provoquer une excitation de l'organisme presque totalement épuisé, excitation qui ne peut finir que par l'extinction de la vie.

TABLEAU COMPARATIF

des principes constituants des trois sources d'Ems, servant à l'usage interne, dans 16 onces, exprimé en grains, poids médicinal de Nuremberg, d'après l'analyse de W. Jung, pharmacien, faite en 1839.

APERÇU DES PRINCIPES FIXES DANS 16 ONCES.

	Kessel-brunn.	Fürsten-brunn.	Kræn-chen
Bicarbonate de sou-de.	14,7418	46,5526	12,6108
Carbonate de lithion	traces	traces	traces
Sulfate de soude.	0,5538	0,5678	0,5981
Muriate de magné-sie.	0,5348	0,5248	0,5758
Muriate de soude	7,0216	6,8355	6,5549
Silice	0,5684	0,4542	0,5842
Carbonate de prot-oxide de fer et traces de manga-nèse.			
Alumine	0,0576	0,0195	0,0096
Carbonate de chaux et de traces de ... alcaline	0,4184	0,0789	0,0526
	4,4474	4,5263	1,4400
Carbonate de ma-gnésie.	0,5200	0,6206	0,4975
Total	24,7608	26,9582	22,1035

APERÇU DES DIFFÉRENTS GAZ CONTENUS DANS 16 ONCES.

A. MESURÉ PAR LE MODE DE PRÉCIPITATION.

	Acide carbonique en grains			Acide carbonique en pouces cubes par 0°R. et 28" bar.		Acide carbonique libre à la température des sources.	Température des sources.
	(1) En tout.	(2) Combiné.	(3) Libre.	(1) Combiné.	(2) Libre.		
Kesselbrunn	16,158	8,715	7,425	17,442	14,517	46,448	+37,50 R.
Fürstenbrunn	17,446	10,103	7,341	19,602	15,289	47,554	+28,5° R.
krænchen	20,257	7,743	12,514	15,055	26,816	26,816	+26,0° R.

B. GAZ DÉGAGÉS PAR L'ÉBULLITION EN POUCES CUBES A LA TEMPÉRATURE DES SOURCES PAR 28" BAROM.

	Acide carbonique.	Air atmosphérique.	Gaz azote.
Kesselbrunn	12,915	2,242	0,052
Fürstenbrunn	15,958	4,068	0,063
Krænchen	20,340	5,100	0,005

Imprimé en France
FROC022138131020
25419FR00018B/276

9 782329 468839